Naina Mohamed Pakkir Maideen

Interakcje pomiędzy lekami w cukrzycy

Naina Mohamed Pakkir Maideen

Interakcje pomiędzy lekami w cukrzycy

Krótki przewodnik dla lekarzy ordynujących

Wydawnictwo Bezkresy Wiedzy

Imprint
Any brand names and product names mentioned in this book are subject to trademark, brand or patent protection and are trademarks or registered trademarks of their respective holders. The use of brand names, product names, common names, trade names, product descriptions etc. even without a particular marking in this work is in no way to be construed to mean that such names may be regarded as unrestricted in respect of trademark and brand protection legislation and could thus be used by anyone.

Cover image: www.ingimage.com

This book is a translation from the original published under ISBN 978-613-8-82469-5.

Publisher:
Wydawnictwo Bezkresy Wiedzy
is a trademark of
Dodo Books Indian Ocean Ltd., member of the OmniScriptum S.R.L Publishing group
str. A.Russo 15, of. 61, Chisinau-2068, Republic of Moldova Europe
Printed at: see last page
ISBN: 978-620-2-44848-2

Spis treści

1. Wprowadzenie

Kluczowe punkty:

- Cukrzyca dotyka około 451 milionów ludzi na świecie, w 2017 roku, a liczba ta wzrasta z dnia na dzień.
- Częstość występowania niepożądanych interakcji między lekami jest wysoka wśród pacjentów chorych na cukrzycę, ponieważ biorą oni wiele leków w leczeniu chorób współistniejących wraz z ich lekami przeciwcukrzycowymi.
- Pracownicy służby zdrowia, w tym lekarze ordynujący, farmaceuci, wychowawcy chorych na cukrzycę i inne osoby, muszą być świadomi możliwych interakcji leków przeciwcukrzycowych w celu zapobiegania niepożądanym skutkom.

Wprowadzenie

Cukrzyca jest jednym z wiodących zagrożeń dla zdrowia na świecie, a Międzynarodowa Federacja Diabetologiczna (IDF) oszacowała, że w 2017 roku cukrzyca dotknie 451 milionów osób [1]. Przewiduje się, że liczba chorych na cukrzycę osiągnie około 552 milionów w 2030 roku [2], 592 miliony w 2035 roku [3], 642 miliony w 2040 roku [4] i 693 miliony w 2045 roku [1].

Pacjenci chorzy na cukrzycę stosują różnego rodzaju doustne leki przeciwcukrzycowe (tab. 1.1), w tym Biguantydy, Sulfonylureas, Meglitynidy, Tiazolidyniony, inhibitory Alpha glukozydazy, inhibitory Dipeptidylpeptydazy-4 (DPP4), inhibitory współtransportera 2 (SGLT-2) sodu i pozajelitowe leki przeciwcukrzycowe (tab. 1).2) które zawierają insuliny, analogi glukagonopodobnego peptydu (GLP-1) i analogi Amylina do zarządzania ich cukrem we krwi [5].

Tabela 1.1 Doustne leki przeciwcukrzycowe

S. Nie	Klasa	Leki
1	**Biguanides**	• Metformina
2	**Sulfonylureas**	Sulfonylureas pierwszej generacji • Tolbutamid • Acetoheksamid • Tolazamid • Chlorpropamid, itp. Sulfonylureny drugiej generacji • Gliclazide • Glipizide • Glibenclamid, itp.
3	**Meglitynowce**	• Repaglinide • Nateglinide
4	**Thiazolidinediones**	• Rosiglitazon • Pioglitazon
5	**Inhibitory alfa-glukozydazy**	• Acarbose • Miglitol • Voglibose
6	**Inhibitory DPP4 (Dipeptidylpeptidaza-4)**	• Sitagliptin • Vildagliptin • Saxagliptin • Linagliptina, itp.
7	**Inhibitory współtransportera sodowo-glukozowego 2 (SGLT-2)**	• Canagliflozin • Dapagliflozina • Empagliflozin

Tabela 1.2 Parenteralne leki przeciwcukrzycowe

S. Nie	Klasa	Leki
1	**Insuliny**	Szybko działające insuliny • Regularna insulina • Insulina lizpro • aspart insulinowy • insulina glulisina • Szybki cynk insulinowy Pośrednio działające insuliny • Insulina izofanowa, protamina obojętna Hagedorn (NPH) • Cynk insulinowy Długo działające insuliny • Insulina rozszerzona insulina cynkowo-cynkowa • Insulina glargina • detemir insulinowy
2	**Analogi peptydu glukagonopodobnego (GLP-1)**	• Exenatide • Liraglutyd
3	**Analogi Amylin**	• Pramlintide

Do biguanidów zalicza się metforminę [6], do sulfonianów pierwszej generacji zalicza się tolbutamid, acetoheksamid, tolazamid, chloropropamid, a do sulfonianów drugiej generacji - gliclicliclicliclicyd, glipizyd, glibenclamid itp. Do leków przeciwcukrzycowych z grupy Meglitynide należą Repaglinide i Nateglinide [9],

Tiazolidinediones (TZD) - Rosiglitazon i Pioglitazon [10], Alpha glucosidase - Acarbose, Miglitol i Voglibose [11], Dipeptidylpeptidase-4 (DPP4) - Sitagliptin, Vildagliptin, Saxagliptin, Linagliptin itd. 12] oraz inhibitory współtransportera 2-glukozy sodowej (SGLT2) obejmują Canagliflozinę, Dapagliflozinę i Empagliflozinę [13].

Insuliny obejmują insuliny o szybkim działaniu (insulina zwykła, insulina lizpro, insulina aspart, insulina glulizaina i insulina cynku Prompt), insuliny o pośrednim działaniu (insulina izofanowa, neutralna protamina Hagedorn (NPH) i insulina cynku) oraz insuliny o długim działaniu (insulina rozszerzona insuliny cynku, insulina glargina i insulina detemir) [14]. Agoniści peptydów glukagonopodobnych (GLP-1) obejmują Exenatide i Liraglutide [15], a analogi Amylin obejmują Pramlintide [16].

Szacuje się, że około jedna trzecia osób w wieku powyżej 60 lat przyjmuje co najmniej 5 leków na różne choroby [17]. Stosowanie wielu leków w leczeniu różnych schorzeń współistniejących nazywane jest polimedycyną [18], natomiast niewłaściwe stosowanie wielu leków, które może prowadzić do zwiększonego ryzyka interakcji lekowych, niepożądanych reakcji polekowych, powielania leków i niestosowania się do nich, nazywane jest polifarmaceutyką [19].

Interakcja lekowa jest definiowana jako interakcja działania jednego leku przez podawany jednocześnie lek, składniki odżywcze (pożywienie), zioła, suplementy, alkohol lub dym tytoniowy [20]. Interakcja leku powoduje albo zwiększenie lub zmniejszenie korzystnych efektów lub zwiększenie działań niepożądanych. Zmniejszona skuteczność terapeutyczna lub zwiększona toksyczność wynikająca z interakcji lekowej jest określana jako "niekorzystne interakcje lekowe" [7].

Interaktywny lek może zmienić profil farmakokinetyczny lub farmakodynamiczny drugiego. Stężenie jednego leku w osoczu jest albo zwiększane, albo zmniejszane przez zmianę wchłaniania, dystrybucji, metabolizmu lub wydalania innego leku i ten rodzaj interakcji jest znany jako farmakokinetyczne interakcje leków. Interakcje farmakodynamiczne to takie, w których działanie jednego leku jest zmieniane przez obecność innego leku w tym samym receptorze lub miejscu molekularnym [21].

Częstość interakcji lekowych może być większa u chorych na cukrzycę, ponieważ przyjmują oni wiele leków w leczeniu współistniejących chorób, takich jak nadciśnienie tętnicze, hipercholesterolemia, choroby serca, depresja i inne [9].

Referencje:

1. Cho NH, Shaw JE, Karuranga S, Huang Y, da Rocha Fernandes JD, Ohlrogge AW, Malanda B. IDF Diabetes Atlas: globalne szacunki częstości występowania cukrzycy w 2017 r. i prognozy na 2045 r. Badania nad cukrzycą i praktyka kliniczna. 2018 Kwiecień 1;138:271-81.
2. Olokoba AB, Obateru OA, Olokoba LB. Cukrzyca typu 2: przegląd aktualnych trendów. Oman Medical Journal. 2012 Julia;27(4):269.
3. Guariguata L, Whiting DR, Hambleton I, Beagley J, Linnenkamp U, Shaw JE. Globalne szacunki dotyczące częstości występowania cukrzycy na rok 2013 i prognozy na rok 2035. Badania nad cukrzycą i praktyka kliniczna. 2014 Luty 1;103(2):137-49.
4. Bommer C, Sagalova V, Heesemann E, Manne-Goehler J, Atun R, Bärnighausen T, Davies J, Vollmer S. Globalne obciążenie ekonomiczne cukrzycy u dorosłych: prognozy na lata 2015-2030. Pielęgnacja cukrzycy. 2018 luty 22:dc171962.
5. Babiker A, Al Dubayee M. Leki antydiabetyczne: Jak dokonać wyboru? Sudańskie czasopismo pediatryczne. 2017;17(2):11.
6. Jia Y, Lao Y, Zhu H, Li N, Leung SW. Czy metformina jest nadal najskuteczniejszym doustnym lekiem hipoglikemicznym pierwszej linii w leczeniu cukrzycy typu 2? Sieciowa meta-analiza randomizowanych prób kontrolowanych. Recenzje otyłości. 2019 Jan;20(1):1-2.
7. Maideen NM, Balasubramaniam R. Farmakologicznie istotne interakcje leków przeciwcukrzycowych sulfonomocznika z pospolitymi ziołami. Journal of Herbmed Pharmacology. 2018 lipca 2;7(3):200-10.
8. Pakkir Maideen NM. Pharmacokinetic and Pharmacodynamic Interactions of Sulfonylurea Antidiabetics. *European Journal of Medicine, 2018, 6(2): 83-96.*
9. Pakkir Maideen NM, Manavalan G, Balasubramanian K. Interakcje leków przeciwcukrzycowych meglitynowców z udziałem enzymów CYP i transportera OATP1B1. Postępy terapeutyczne w endokrynologii i metabolizmie. 2018 Aug;9(8):259-68.

10. Maideen NMP. Tiazolidyniniony i ich interakcje lekowe z enzymami CYP. A J Physiol Biochem Pharmacol. (2018), 8(2): 47-54.
11. Min SH, Yoon JH, Hahn S, Cho YM. Skuteczność i bezpieczeństwo terapii skojarzonej z inhibitorem α-glukozydazy i inhibitorem peptydazy dipeptydowej -4 u pacjentów z cukrzycą typu 2: Przegląd systematyczny z meta-analizą. Journal of Diabetes Investigation. 2018 lipca;9(4):893-902.
12. Rameshrad M, Razavi BM, Ferns GA, Hosseinzadeh H. Pharmacology of dipeptidyl peptidase-4 inhibitors and its use in the management of metabolic syndrome: a comprehensive review on drug repositioning. DARU Journal of Pharmaceutical Sciences. 2019 Jan 23:1-20.
13. Dave CV, Schneeweiss S, Patorno E. Ryzyko porównawcze zakażeń narządów płciowych związanych z inhibitorami współtransportera-2 sodu i glukozy. Cukrzyca, otyłość i metabolizm. 2019 luty; 21(2):434-8.
14. Lamos EM, Younk LM, Davis SN. Skoncentrowane insuliny: nowe podstawowe insuliny. Terapia i zarządzanie ryzykiem klinicznym. 2016;12:389.
15. Garber AJ. Długo działający agoniści receptorów glukagonopodobnych peptydu 1: przegląd ich skuteczności i tolerancji. Pielęgnacja cukrzycy. 2011 maj 1;34(suplement 2):S279-84.
16. Adeghate E, Kalász H. Suppl 2: Amylin Analogues in the Treatment of Diabetes Mellitus: Chemia medyczna i podstawy strukturalne jej funkcji. Dziennik otwartej chemii medycznej. 2011; 5:78.
17. Charlesworth CJ, Smit E, Lee DS, Alramadhan F, Odden MC. Polifarmacja wśród dorosłych w wieku 65 lat i więcej w Stanach Zjednoczonych: 1988–2010. Dzienniki Gerontologii Serii A: Nauki Biomedyczne i Medyczne. 2015 Mar 1;70(8):989-95.
18. DG Cope. Polifarmacja u osób starszych: rola zaawansowanego praktykującego w onkologii. Dziennik zaawansowanego lekarza onkologa. 2013 Mar;4(2):107.
19. Masnoon N, Shakib S, Kalisch-Ellett L, Caughey GE. Co to jest polifarmacja? Systematyczny przegląd definicji. BMC geriatria. 2017 Dec;17(1):230.
20. Jankel CA, Speedie SM. Wykrywanie interakcji między lekami: przegląd literatury. Dicp. 1990 Oct;24(10):982-9.
21. Kashuba AD, Bertino JS. Mechanizmy interakcji lekowych I. Interakcje lekowe w chorobach zakaźnych 2005 (s. 13-39). Humana Press.

2. Ogólne interakcje leków przeciwcukrzycowych

Kluczowe punkty:

- Ryzyko hipoglikemii jest większe u pacjentów przyjmujących leki przeciwcukrzycowe, w tym insuliny, sulfonylurany i inne oraz
    - Inhibitory ACE
    - Nieselektywne beta-adrenergiczne środki blokujące
    - Disopyramide
    - Aspiryna
    - Fenylo-butazon
    - Antybakterie fluorochinolonowe
    - Diuretyki tiazydowe
    - Glukokortykoidy
    - Inhibitory monoaminooksydazy
    - Fluoksetyna
    - Etanol

Interakcja lekowa jest definiowana jako interferencja działania jednego leku przez jednocześnie podawany lek, składniki odżywcze (pożywienie), zioła, suplementy, alkohol lub dym tytoniowy [1]. Interakcja leku powoduje albo zwiększenie lub zmniejszenie korzystnych efektów lub zwiększenie działań niepożądanych. Zmniejszona skuteczność terapeutyczna lub zwiększona toksyczność wynikająca z interakcji lekowej jest określana jako "niekorzystne interakcje lekowe" [2].

Zmiana działania jednego leku w obecności innych leków działających w tym samym miejscu, tym samym narządzie lub innym narządzie nazywana jest interakcją farmakodynamiczną. Mogą to być oddziaływania addytywne, synergiczne, wzmagające lub antagonistyczne [3]. Leki przeciwcukrzycowe, w tym insuliny i inne leki doustne, mogą oddziaływać farmakodynamicznie z lekami o pewnym potencjale hipoglikemicznym (tabela 2.1).

Tabela 2.1 Ogólne interakcje leków przeciwcukrzycowych

Leki współdziałające	**Mechanizm interakcji**	**Komentarze**
Inhibitory ACE (Captopril, enalapril, itp.)	Inhibitory ACE mogą zwiększać wrażliwość na insulinę w obecności leków przeciwcukrzycowych.	Częstość występowania epizodów hipoglikemicznych jest większa u pacjentów z cukrzycą typu 2 przyjmujących jednocześnie inhibitory ACE i sulfonyluranów. Zaleca się monitorowanie poziomu glukozy we krwi.
Nieselektywne **beta-adrenergiczne środki blokujące** (Propronolol, Nadololol, itp.)	Nieselektywne beta-adrenergiczne leki blokujące potęgują hipoglikemiczne działanie leków przeciwcukrzycowych poprzez hamowanie glikogenolizy, glukoneogenezy i lipolizy oraz stymulowanie wychwytywania glukozy.	Kardioselektywne beta-blokery, takie jak atenolol, metoprolol, itp. są preferowane u pacjentów z cukrzycą.
Disopyramide	Glukoza we krwi może być zmniejszona przez dysopyramid poprzez zahamowanie wrażliwego na ATP kanału K+ komórek β i stymulację uwalniania	Zalecana jest ostrożność i monitorowanie stężenia glukozy we krwi w przypadku jednoczesnego stosowania

	insuliny. Silniejsze i prawie całkowite zahamowanie działania kanałów K+ występuje w przypadku jednoczesnego podawania dysopiramidów i leków przeciwcukrzycowych, co może prowadzić do zwiększonego ryzyka hipoglikemii.	disopyramuidu i sulfonianów.
Aspiryna	Aspiryna może zwiększać skuteczność działania sulfonianów i zwiększać ryzyko hipoglikemii.	Jednoczesne stosowanie aspiryny i sulfonylureasów gwarantuje monitorowanie stężenia glukozy we krwi.
Fenylo-butazon	Eliminacja sulfonianów takich jak acetoheksamid, chloropropamid, Tobutamid itp. może zostać zmniejszona, a ich aktywność hipoglikemiczna wzmocniona przez podanie fenylobutazonu.	Należy monitorować poziom glukozy we krwi, jeśli konieczne jest jednoczesne stosowanie.
Antybakterie **fluorochinolonowe** (Ciprofloksacyna, Levofloxacin, Moxifloxacin, itd.)	Antybakterie fluorochinolonu są w stanie zwiększyć wydzielanie insuliny. Ryzyko hipoglikemii	Poziom glukozy we krwi powinien być ściśle monitorowany, a dawka sulfonianów glukozy powinna być

	jest większe u pacjentów przyjmujących łącznie fluorochinolony i leki przeciwcukrzycowe.	dostosowana podczas inicjacji i zaprzestania stosowania fluorochinolonu.
Diuretyki tiazydowe	Diuretyki tiazydowe obniżają poziom potasu w organizmie, co może prowadzić do zwiększenia stężenia glukozy w osoczu, obniżenia wrażliwości na insulinę i zwiększenia insulinooporności.	Skuteczność terapeutyczna leków przeciwcukrzycowych może być osłabiona przez koadministrację diuretykami tiazydowymi.
Glukokortykoidy	Negatywny wpływ na metabolizm glukozy	Jednoczesne stosowanie leków przeciwcukrzycowych i glukokortykoidów może osłabić skuteczność terapeutyczną
Inhibitory monoaminooksydazy (Moclobemid, itp.)	Inhibitory monoaminooksydazy (MAOI) mogą potęgować działanie leków przeciwcukrzycowych poprzez stymulację wydzielania insuliny.	Jednoczesne stosowanie leków przeciwcukrzycowych z niektórymi inhibitorami MAO może zwiększać ryzyko hipoglikemii.
Fluoksetyna	Nieznany mechanizm	Fluoksetyna może zwiększać aktywność hipoglikemiczną

		niektórych leków przeciwcukrzycowych.
Etanol	Zmiany w tolerancji glukozy i wydzielaniu insuliny	Etanol może zwiększać ryzyko hipoglikemii

Inhibitory ACE:
Inhibitory ACE, takie jak captopril, enalapril itp. zwiększają wrażliwość na insulinę w obecności sulfonianów [4]. Częstość występowania epizodów hipoglikemicznych jest większa u chorych na cukrzycę typu 2 przyjmujących jednocześnie inhibitory ACE i sulfonylurany [5-7]. Zaleca się monitorowanie stężenia glukozy we krwi [8].

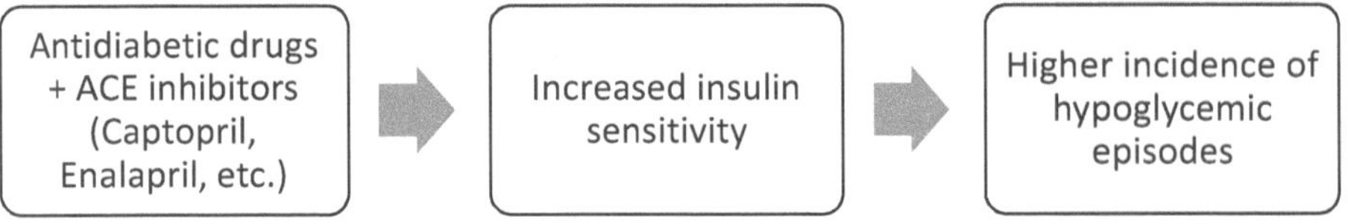

Beta-adrenergiczne blokery:
Nieselektywne beta-adrenergiczne leki blokujące, takie jak propronolol, nadololol itp. potęgują hipoglikemiczne działanie leków przeciwcukrzycowych poprzez hamowanie glikogenolizy, glukoneogenezy i lipolizy oraz stymulację wychwytu glukozy [9-11]. Kardioselektywne beta-blokery, takie jak atenolol, metoprolol itp. są preferowane u chorych na cukrzycę [12]. Beta-blokery mogą maskować ważne oznaki i objawy hipoglikemii, takie jak tachykardia, drżenia i wstrząsy.

Antidiabetic drugs + Non-selective beta-adrenergic blockers (Propronolol, Nadolol, etc.) → Inhibition of glycogenolysis, gluconeogenesis and lipolysis and the stimulation of glucose uptake → Potentiation of hypoglycemic effects of antidiabetics

Disopyramide:

Disopyramid jest lekiem antyarytmicznym klasy Ia i jest wskazany w leczeniu komorowych i nadkomorowych arytmii. Glukoza we krwi może być zmniejszona przez dysopyramid poprzez zahamowanie wrażliwego na ATP kanału K+ komórek β i stymulację uwalniania insuliny. Silniejsze i prawie całkowite zahamowanie działania kanałów K+ występuje w przypadku jednoczesnego podawania dysopiramidów i sulfonyluranów, co może prowadzić do zwiększonego ryzyka hipoglikemii. Zalecana jest ostrożność i monitorowanie stężenia glukozy we krwi w przypadku jednoczesnego stosowania disopiramidów i sulfonianów [13].

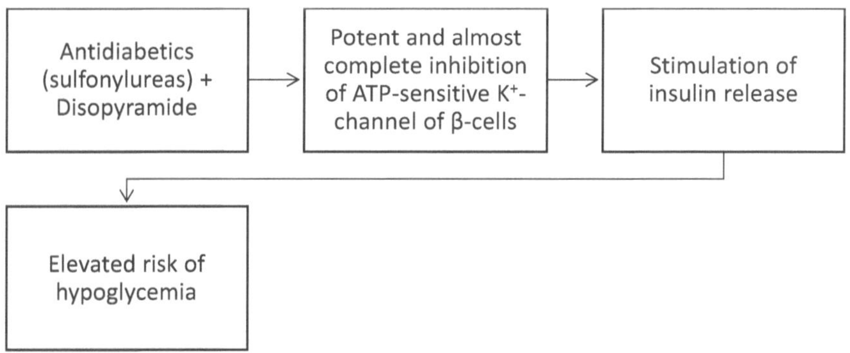

Aspiryna:

Aspiryna jest lekiem przeciwpłytkowym i codzienne stosowanie aspiryny jest zalecane u pacjentów wysokiego ryzyka w celu zapobiegania zawałom serca, udarom i zakrzepom krwi. Aspiryna może zwiększać skuteczność działania sulfonianów i zwiększać ryzyko hipoglikemii. Jednoczesne stosowanie aspiryny i sulfonylureasów gwarantuje monitorowanie stężenia glukozy we krwi [14-17].

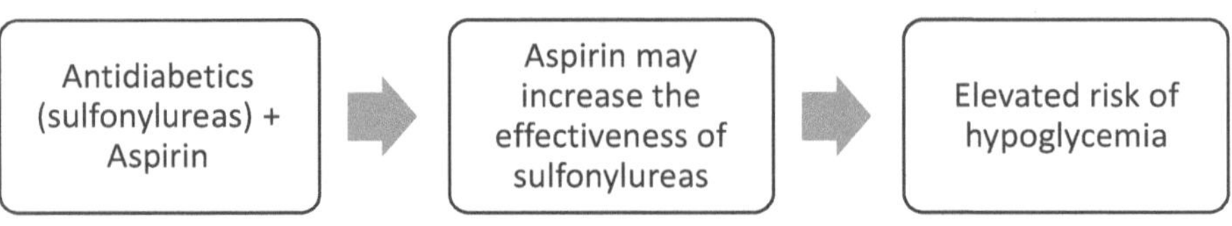

Fenylo-butazon:

Fenylo-butazon jest NSAID (niesteroidowy lek przeciwzapalny) i nie jest szeroko stosowany ze względu na niebezpieczne działania niepożądane, takie jak agranulocytoza [18], zmiany w wątrobie [19], powikłania nerkowe [20, 21] i wiele innych. Jednakże niektóre suplementy diety promowane w leczeniu zapalenia stawów i bólów pleców mogą zawierać fenylo-butazon jako składnik niezgłoszony [22]. Eliminacja sulfonianów, takich jak acetoheksamid, chloropropamid, Tobutamid itp. może być zmniejszona, a ich aktywność hipoglikemiczna wzmocniona przez podanie fenylobutazonu [23-26].

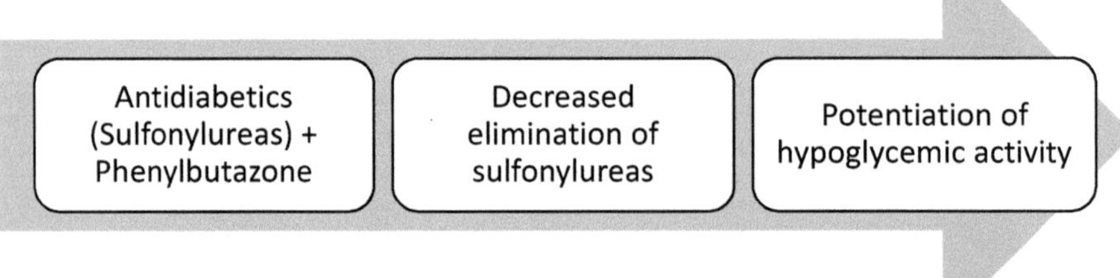

Fluorochinolony:

Antybakterie fluorochinolonu, takie jak cyprofloksacyna, lewofloksacyna, moksyfloksacyna itp. są w stanie zwiększyć wydzielanie insuliny [27, 28]. Ryzyko hipoglikemii jest większe u pacjentów przyjmujących razem fluorochinolony i sulfonianolonylureszstki. Chinolony mogą zwiększać uwalnianie insuliny poprzez blokowanie kanałów K+ wrażliwych na ATP w sposób zależny od dawki. Stężenie glukozy we krwi powinno być ściśle monitorowane, a dawka sulfonianów powinna być dostosowana podczas inicjacji i zaprzestania stosowania fluorochinolonu [29-32].

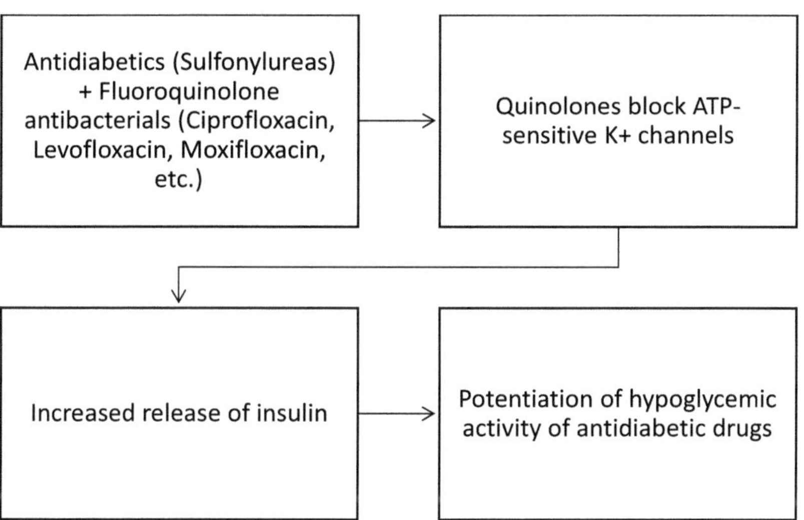

Diuretyki tiazydowe:

Diuretyki tiazydowe obniżają poziom potasu w organizmie, co może prowadzić do zwiększenia stężenia glukozy w osoczu, obniżenia wrażliwości na insulinę i zwiększenia insulinooporności. Skuteczność terapeutyczna leków przeciwcukrzycowych może być osłabiona przez koadministrację diuretykami tiazydowymi [33].

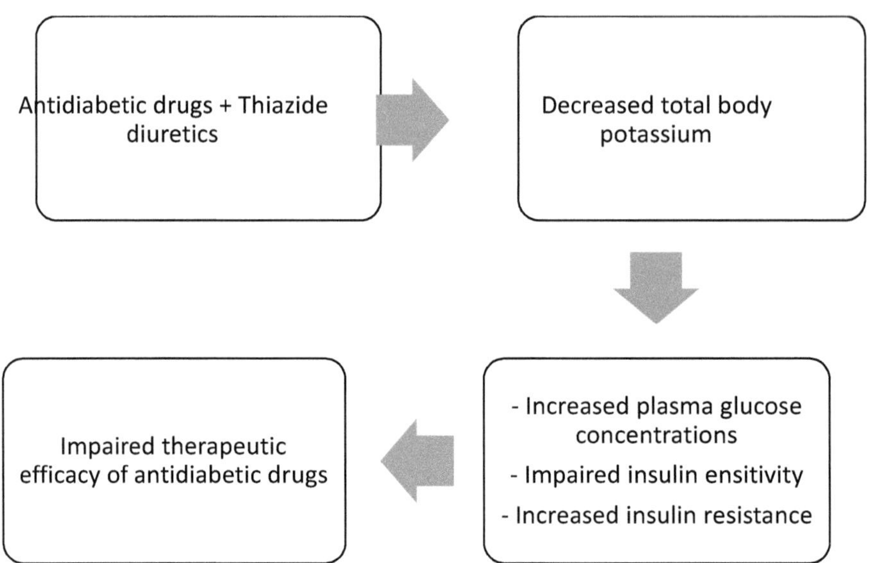

Glukokortykoidy:

Leczenie glikokortykoidami ma negatywny wpływ na metabolizm glukozy, a skojarzenie z lekami przeciwcukrzycowymi może osłabić ich skuteczność terapeutyczną [34].

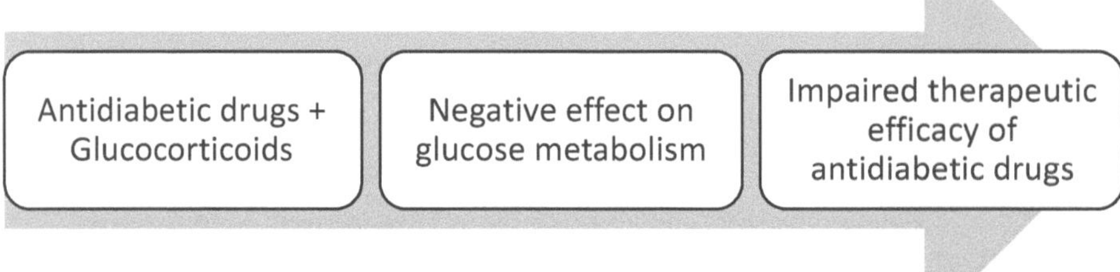

Inhibitory monoaminooksydazy:

Inhibitory monoaminooksydazy (MAOI), takie jak moklobemid, mogą potęgować działanie leków przeciwcukrzycowych poprzez stymulację wydzielania insuliny.

Jednoczesne stosowanie leków przeciwcukrzycowych z niektórymi inhibitorami MAO może zwiększać ryzyko hipoglikemii [35].

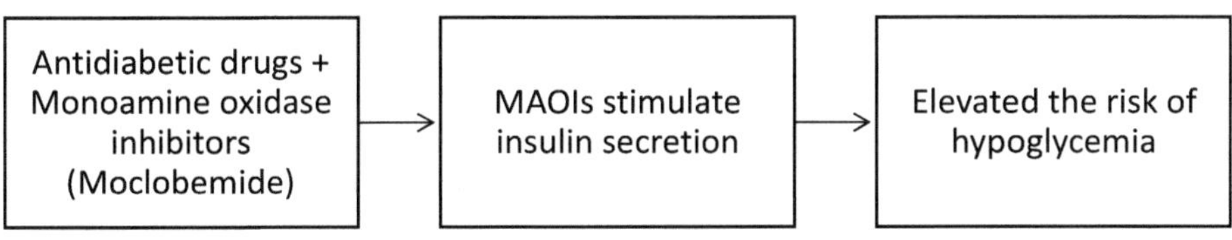

Fluoksetyna:
Fluoksetyna jest selektywnym inhibitorem wychwytu zwrotnego serotoniny (selective serotonin reuptake inhibitor - SSRI) i może zwiększać aktywność hipoglikemiczną niektórych leków przeciwcukrzycowych poprzez nieznany mechanizm [35].

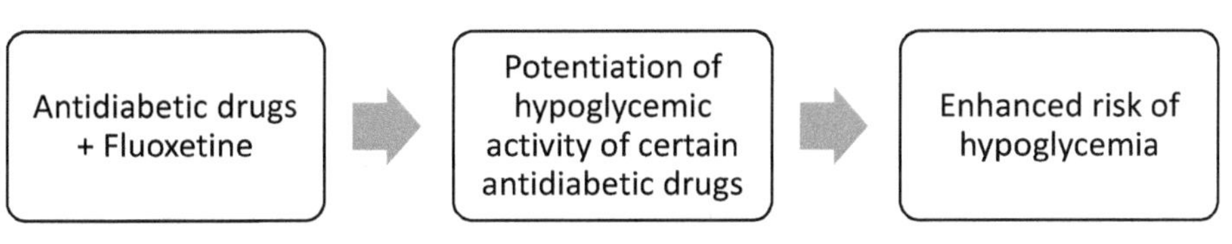

Etanol:
Etanol może zwiększać ryzyko hipoglikemii u chorych otrzymujących leki przeciwcukrzycowe poprzez zmianę tolerancji glukozy i wydzielania insuliny [34].

Antidiabetic drugs + Ethanol

Alterations in glucose tolerance and insulin secretion

Increased risk of hypoglycemia

Referencje:

1. Jankel CA, Speedie SM. Wykrywanie interakcji między lekami: przegląd literatury. Dicp. 1990 Oct;24(10):982-9.
2. Maideen NM, Balasubramaniam R. Farmakologicznie istotne interakcje leków przeciwcukrzycowych sulfonomocznika z pospolitymi ziołami. Journal of Herbmed Pharmacology. 2018 lipca 2;7(3):200-10.
3. Przeszkoda M. Farmakodynamiczne interakcje lek-lek. InDrug discovery and evaluation: methods in clinical pharmacology 2011 (pp. 367-376). Springer Berlin Heidelberg.
4. Rave, K., Flesch, S., Kühn-Velten, W.N., Hompesch, B.C., Heinemann, L. i Heise, T., 2005. Nasilenie działania obniżającego poziom glukozy we krwi sulfonomocznika po skojarzeniu z inhibitorem ACE: wyniki badania z zaciskiem glukozowym. *Diabetes/metabolism research and reviews*, *21*(5), pp.459-464.
5. Herings, R.M.C., De Boer, A., Leufkens, H.G.M., Porsius, A. i Stricker, B.C., 1995. Hipoglikemia związana ze stosowaniem inhibitorów enzymu konwertującego angiotensynę. *The Lancet*, *345*(8959), s. 1195-1198.
6. Shorr RI, Ray WA, Daugherty JR, Griffin MR. Antyhipertensywa i ryzyko poważnej hipoglikemii u osób starszych stosujących insulinę lub sulfonylurany. JAMA. 1997 Jul 2;278(1):40-3.
7. Girardin E, Raccah D. Interakcja między inhibitorami konwertujących enzymów a sulfonamidami hipoglikemicznymi lub insuliną. Presse medicale (Paryż, Francja: 1983). 1998 Nov;27(37):1914-23.

8. Thamer M, Ray NF, Taylor T. Association between antihypertensive drug use and hypoglycemia: a case-control study of diabetic users of insulin or sulfonylureas. Terapia kliniczna. 1999 sierpień 1;21(8):1387-400.
9. Aziz AA, Moustafa AM, mgr Ellah, mgr El-Mazar. INTERAKCJA NADOLOLOL-GLIBENKLAMID: ZNACZENIE DLA METABOLIZMU WĘGLOWODANÓW U SZCZURÓW HIPERGLIKEMICZNYCH. Badania farmakologiczne. 1996 lipiec 31; 34(1):11-5.
10. Groop L, Neugebauer G. Farmakologia kliniczna sulfonylureasów. InOral Antidiabetics 1996 (str. 199-259). Springer Berlin Heidelberg.
11. Gaafar K, Salama S, El Batran S. Badania nad działaniem glikemicznym i lipidowym atenololu i propranololu u szczurów normalnych i cukrzycowych. Arzneimittel-Forschung. 1994 Apr;44(4):496-501.
12. Sinclair AJ, Davies IB, Warrington SJ. Betaksolol i związki glukozowo-insulinowe: badania u osób zdrowych przyjmujących glikoblamid lub metforminę. Brytyjskie czasopismo z zakresu farmakologii klinicznej. 1990 Nov 1;30(5):699-702.
13. Negishi, M., Shimomura, K., Proks, P., Mori, M. i Shimomura, Y., 2009. Mechanizm hipoglikemii disopyramidowej u pacjenta z cukrzycą typu 2. *Medycyna cukrzycowa*, *26*(1), str.76-78.
14. Patel PS, Rana DA, Suthar JV, Malhotra SD, Patel VJ. Badanie potencjalnych niepożądanych interakcji pomiędzy lekami przepisanymi na oddziale ambulatoryjnym szpitala opiekuńczo-wychowawczym. Dziennik farmacji podstawowej i klinicznej. 2014 Mar;5(2):44.
15. Fendrick AM, Pan DE, Johnson GE. OTC środki przeciwbólowe i interakcje lekowe: implikacje kliniczne. Medycyna osteopatyczna i podstawowa opieka medyczna. 2008 Luty 7,2(1):2.
16. Cattaneo AG, Caviezel F, Pozza G. Pharmacological interaction between tolbutamide and acetylsalicylicylic acid: study on insulin secretion in man. Międzynarodowe czasopismo z zakresu farmakologii klinicznej, terapii i toksykologii. 1990 Jun;28(6):229-34.
17. Arena FP, Dugowson C, Saudek CD. Hipoglikemia wywołana salicylanami i kwasica ketonowa u dorosłego człowieka bezcukrzycowego. Archiwum medycyny wewnętrznej. 1978 Jul 1;138(7):1153-4.

18. Etess AD, Jacobson AS. Śmiertelność z powodu agranulocytozy po zastosowaniu fenylobutazonu (Butazolidin®). Dziennik Amerykańskiego Stowarzyszenia Medycznego. 1953 luty 21; 151(8):639-40.
19. Benjamin SB, Ishak KG, Zimmerman HJ, Grushka A. Uraz wątroby fenylobutazonu: Badanie kliniczno-patologiczne 23 przypadków i przegląd literatury. Hepatologia. 1981 Maj 1;1(3):255-63.
20. Weisman JI, Bloom B. Anuria po terapii fenylo-butazonem. New England Journal of Medicine. 1955 Jun 23; 252(25):1086-7.
21. Lipsett MB, Goldman R. Toksyczność fenylobutazonu: Zgłoszenie przypadku ostrej niewydolności nerek. Roczniki medycyny internistycznej. 1954 listopada 1;41(5):1075-9.
22. Ries CA, mgr Sahud. Agranulocytoza wywoływana przez chińskie leki ziołowe: zagrożenia związane z lekami zawierającymi aminopirynę i fenylobutazon. JAMA. 1975 Jan 27;231(4):352-5.
23. Nomura T, Katsuki Y, Kojima Y, Otagiri M. Mechanizm farmakodynamicznych i farmakokinetycznych oddziaływań pomiędzy acetoheksamidem a fenylo-butazonem u królików. Farmakologia Podstawowa i Kliniczna i Toksykologia. 1990 listopad 1;67(5):415-9.
24. Shah SJ, Bhandarkar SD, Satoskar RS. Interakcje lekowe pomiędzy chlorpropamidem a niesteroidowymi lekami przeciwzapalnymi, ibuprofenem i fenylo-butazonem. Międzynarodowe czasopismo z zakresu farmakologii klinicznej, terapii i toksykologii. 1984 wrzesień;22(9):470-2.
25. Szita M, Gachalyi B, Tornyossy M, Kaldor A. Interakcja fenylo-butazonu i tolbutamidu w człowieku. Międzynarodowe czasopismo z zakresu farmakologii klinicznej, terapii i toksykologii. 1980 wrzesień, 18(9):378-80.
26. Ober KF. Mechanizm interakcji tolbutamidu i fenylo-butazonu u chorych na cukrzycę. Europejskie czasopismo farmakologii klinicznej. 1974 Jul 1;7(4):291-4.
27. Bansal N, Manocha D, Madhira B. Zagrażająca życiu śpiączka metaboliczna spowodowana przez lewofloksacynę. Amerykański dziennik terapeutyczny. 2015 Mar 1;22(2):e48-51.
28. Ghaly H, Kriete C, Sahin S, Pflöger A, Holzgrabe U, Zünkler BJ, Rustenbeck I. Insulinotropowe działanie fluorochinolonów. Farmakologia biochemiczna. 2009 Mar 15;77(6):1040-52.

29. Garber, S.M., Pound, M.W. i Miller, S.M., 2009. Hipoglikemia związana ze stosowaniem lewofloksacyny. *American Journal of Health-System Pharmacy*, *66*(11).
30. Lin G, Hays DP, Spillane L. Hipoglikemia oporna na oddziaływanie cyprofloksacyny i glicerydu. Journal of Toxicology: Toksykologia kliniczna. 2004 styczeń 1;42(3):295-7.
31. LeBlanc M, Bélanger C, Cossette P. Ciężka i oporna hipoglikemia związana z jednoczesną terapią gatifloksacyną i glicerydami. Farmakoterapia: The Journal of Human Pharmacology and Drug Therapy. 2004 Lipiec 1;24(7):926-31.
32. Roberge, R.J., Kaplan, R., Frank, R. i Fore, C., 2000. Interakcja glicerydowo-profloksacyna z oporną hipoglikemią. *Roczniki medycyny ratunkowej*, *36*(2), str.160-163.
33. Samardzic I, Bacic-Vrca V. Występowanie potencjalnych interakcji lekowo-lekowych z lekami przeciwcukrzycowymi. Die Pharmazie-An International Journal of Pharmaceutical Sciences. 2015 Jun 8,70(6):410-5.
34. Maj M, Schindler C. Klinicznie i farmakologicznie istotne interakcje leków przeciwcukrzycowych. Postępy terapeutyczne w endokrynologii i metabolizmie. 2016 Apr;7(2):69-83.
35. Hoeft D. Przegląd istotnych klinicznie interakcji pomiędzy lekami stosowanymi w leczeniu schorzeń psychiatrycznych i medycznych. Klinicysta zdrowia psychicznego. 2014 maj;4(3):118-30.

3. Interakcje leków z metforminą

Kluczowe punkty:

- Metformina nie jest metabolizowana i jako taka wydalana z moczem.
- Większość możliwych interakcji metforminy z lekami występuje poprzez hamowanie OCT i MATE.
- Leki takie jak: Cymetydyna, Ranitydyna, inhibitory pompy protonowej, Trimetoprim, Cefaleksyna, Dolutegrawir, Pirymetamina, Ranolazyna, Vandetanib, Imatinib, Nilotynib, Gefitynib, Erlotynib i Atenolol hamują albo OCT albo MATE, albo oba te leki prowadzą do zmniejszenia eliminacji i zwiększenia narażenia na metforminę.
- Ryzyko wystąpienia kwasicy mlekowej związanej z metforminą (MALA) jest zwiększone wraz ze wzrostem stężenia metforminy w osoczu.
- Receptodawcy i farmaceuci powinni być świadomi leków hamujących transport, takich jak OCT i MATE, zanim rozważą je dla pacjentów przyjmujących metforminę.

Wprowadzenie

Metformina jest pochodną biguanidu i jest przydatna w leczeniu cukrzycy typu 2. Jest również stosowany w leczeniu prediabetes, Gestational diabetes mellitus (GDM), Polycystic Ovarian Syndrome (PCOS), Otyłość, rak, itp. z powodu efektów plejotropowych.

Mechanizm działania metforminy:

Metforminę stosuje się przede wszystkim jako lek pierwszej linii w leczeniu cukrzycy typu 2 u chorych z nadwagą [2-6]. Postuluje się, że działanie antyhiperglikemiczne metforminy wynika ze zmniejszenia produkcji glukozy w wątrobie, głównie poprzez hamowanie glukoneogenezy [7-10] i zwiększenie wykorzystania glukozy [11-12]. Aktywacja kinazy białkowej aktywowanej AMPK (AMPK) przez metforminę jest niezbędna do zahamowania produkcji glukozy w wątrobie i indukcji wychwytu glukozy z mięśni szkieletowych [13].

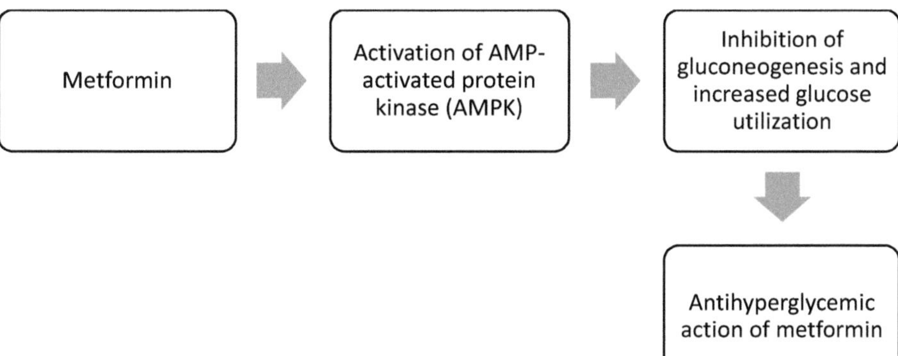

Wraz z interwencją stylu życia, Metformina jest bardzo skuteczna w leczeniu predyspozycji i zapobieganiu cukrzycy [14-16]. Przedcukrzyca charakteryzuje się upośledzeniem glukozy na czczo (ang. impaired fasting glucose - IFG), zaburzeniem tolerancji glukozy (ang. impaired glucose tolerance - IGT) oraz zespołem metabolicznym. Częstość występowania insulinooporności wątroby jest wyższa, a insulinooporność mięśni jest prawidłowa u osób z IFG, ale u osób z IGT insulinooporność mięśni jest umiarkowana do ciężkiej i prawidłowa do nieco obniżonej insulinooporności wątroby [17-19]. Zaleca się rozważenie zastosowania metforminy w celu spowolnienia postępu w cukrzycy [20].

Metformina jest bezpieczniejszym i skuteczniejszym lekiem w leczeniu kobiet z cukrzycą ciążową [21-25]. Zgodnie z wytycznymi National Institute for Clinical Excellence (NICE) metformina jest zalecana do leczenia kobiet ciężarnych z cukrzycą, jako dodatek lub alternatywa dla insuliny, gdy korzyści przewyższają ryzyko [26].

Zachorowalność i śmiertelność układu krążenia u chorych na cukrzycę typu 2 może być zmniejszona przez długotrwałe leczenie metforminą [27-29].

Metformina jest przydatna w leczeniu policystycznego zespołu jajnikowego (Polycstic Ovarian Syndrome - PCOS), ponieważ zmniejsza hiperinsulinemię związaną z insulinoopornością, która jest podstawową przyczyną PCOS i normalizuje funkcje endokrynologiczne, metaboliczne i rozrodcze, prowadząc do regularnej miesiączki i owulacji [30-36].

W wyższych dawkach metformina może funkcjonować jako efektywny kosztowo lek wspomagający utratę masy ciała u osób z otyłością niediabetyczną poprzez obniżenie poziomu apetytu i leptyny oraz podniesienie poziomu GLP-1 [37-41]. Częstość występowania niektórych nowotworów może być zmniejszona przez podanie metforminy [42-51].

Metformina obniża stężenie lipidów i glukozy w surowicy i jest przydatna u chorych z niealkoholową tłustą chorobą wątroby (NAFLD) [52], ponieważ choroba ta wiąże się z hiperinsulinemią i insulinooporności ą [53]. Jako środek uczulający na insulinę, metformina jest wskazana do poprawy NAFLD [54-60]. Proponuje się, aby metformina hamowała ekspresję czynnika martwicy nowotworów (tumor necrosis factor - TNF) alfa i czynników indukujących TNF, które sprzyjają gromadzeniu się lipidów w wątrobie i zubożeniu ATP oraz odwracają zaburzenia hepategalii, stłuszczenia i aminotransferazy w chorobach wątroby tłustej [61].

Metformina zapewnia ochronę naczyniową poprzez przywrócenie funkcji śródbłonka poprzez hamowanie naprężenia endoplazmatycznego siatkówki i naprężenia oksydacyjnego [62-67].

Metformina jest kationem o fizjologicznym pH, ponieważ jest silną zasadą. Dlatego też absorpcja, rozmieszczenie i wydalanie metforminy zależą od takich transporterów, jak Organic Cation Transporters (OCT), Multidrug and Toxin Extruders (MATE) oraz Plasma Membrana Monoamine Transporter (PMAT) [68]. Wchłanianie doustne i wchłanianie metforminy przez wątrobę jest prawdopodobnie pośredniczone przez organiczne transportery kationów (OCT1 i OCT3), a wydalanie metforminy przez nerki jest w dużej mierze pośredniczone przez transportery metforminy, takie jak Multidrug and Toxin Extruders (MATEs) MATE1 i MATE2-k oraz Organic cation transporter 2 (OCT2) [69]. Metformina nie jest metabolizowana i wydalana w niezmienionej postaci z moczem [70], a chorzy z umiarkowanym i ciężkim przewlekłym zaburzeniem czynności nerek (CRI) nie powinni być podawani z metforminą [71].

Interakcje leków z metforminą:

Ponieważ metformina nie jest metabolizowana, nie oczekuje się, że będzie brała udział w wielu interakcjach lek-lek (DDI). Stosowanie metforminy związane jest z kwasicą mlekową prawdopodobnie z powodu gromadzenia się mleczanu poprzez hamowanie produkcji glukozy z cząsteczek mleczanu w wątrobie [72]. Leki hamujące transportery metforminy (MATE i OCT) mogą zmniejszyć eliminację metforminy i zwiększyć jej stężenie w osoczu, prowadząc do zwiększonego ryzyka wystąpienia kwasicy mlekowej związanej z metforminą (MALA) (tabela 3.1). Należy przerwać podawanie metforminy i udzielić pilnej pomocy medycznej chorym, u których wystąpiły pierwsze objawy MALA, takie jak silne wymioty i biegunka [73].

Tabela 3.1 Leki zwiększające ryzyko wystąpienia kwasicy mlekowej powiązanej z metforminą (MALA)

S.Nie	Narkotyki	Mechanizm interakcji
1	Jodowane materiały kontrastowe (ICM)	Nefropatia wywołana kontrastem (CIN)
2	Blokery receptorów H2 (Cymetydyna, Ranitydyna)	Inhibicja wytłaczania wielolekowego i toksycznego 1 (MATE1) proksymalnych komórek nabłonkowych rurkowych
3	Inhibitory pompy protonowej (PPI)	IPP mogą hamować transport multidruktykami i toksynami (MATE) oraz transporterami OCT2
4	Trimethoprim	Inhibicja KTZ i MATE
5	Cephalexin	Zahamowanie MATE1
6	Dolutegravir	Zablokowanie transporterów OCT2 i MATE1 w obrębie kanalików nerkowych
7	Pirymetamina	Inhibicja przewoźników OCT2 i MATE
8	Ranolazyna	Inhibicja przewoźnika OCT2

9	Vandetanib	Inhibicja transporterów MATE1 i MATE2K
10	Inhibitory kinazy tyrozynowej (Imatinib, Nilotynib, Gefitynib i Erlotynib)	Zakaz transportu KTZ i przewoźników MATE
11	Atenolol	Atenolol zmniejsza nerkowy przepływ krwi i hamuje OCT2

Interakcje z jodowanymi materiałami kontrastowymi (ICM):
Chorzy poddawani zabiegom takim jak angiografia, urografia itp. są podawani z użyciem jodowanych materiałów kontrastowych (ICM), co może prowadzić do nefropatii indukowanej kontrastem (CIN) [74]. Dlatego też ryzyko toksycznego nagromadzenia metforminy i późniejszej kwasicy mlekowej może być większe u pacjentów przyjmujących metforminę, którzy poddawani są zabiegom z użyciem jodowanego materiału kontrastowego (ICM).

Metformin + Iodinated Contrast Materials (ICMs) (Angiography, Urography, etc.)

Administration of iodinated contrast media (CM) would result in Contrast-induced nephropathy (CIN)

Heightened risk of toxic accumulation of metformin and subsequent Lactic Acidosis

Ryzyko to jest jeszcze większe u chorych z zaburzeniami czynności nerek i zaleca się zaprzestanie stosowania metforminy podczas stosowania OMK u chorych z zaburzeniami czynności nerek [75-77].

Interakcje z substancjami tłumiącymi kwasy:

***Blokery receptorów H2*:**

Cymetydyna jest silnym inhibitorem Multidrug i wytłaczarki toksyn 1 (MATE1) proksymalnych komórek nabłonkowych rurkowych i jest inhibitorem o szerokim spektrum transporterów, w tym Organic Cation Transporter 2 (OCT 2) [78-81]. Jednoczesne stosowanie metforminy i cymetydyny zmniejsza wydalanie metforminy, co powoduje zwiększoną ekspozycję na metforminę i zwiększone ryzyko wystąpienia kwasicy mlekowej towarzyszącej metforminie (MALA) [82, 83]. Zaleca się zmniejszenie dawki metforminy przy współreceptacji cymetydyny [84].

Ranitydyna jest potencjalnym inhibitorem Multidrug i Toxin Extruder 1 (MATE1) i dlatego klirens nerkowy metforminy zmniejszył się [85].

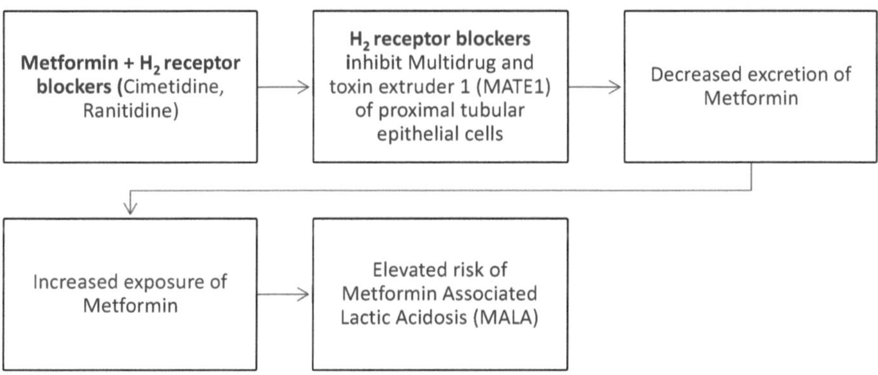

Famotydyna może być odpowiednim środkiem blokującym H2 u pacjentów przyjmujących metforminę, ponieważ jest ona selektywnym inhibitorem MATE1 i zwiększa skuteczność terapeutyczną metforminy poprzez znaczne zwiększenie szacowanej biodostępności metforminy. Ponadto Famotydyna zwiększa klirens nerkowy metforminy w porównaniu do Cymetydyny czy Ranitydyny, które zmniejszają jej eliminację [86].

***Inhibitory pompy protonowej*:**

Inhibitory pompy protonowej mogą hamować pracę wytłaczarki Multidrug i Toxin extruder (MATE) oraz transporterów OCT2 i zwiększać narażenie na metforminę w osoczu [87]. Zaleca się monitorowanie jednoczesnego stosowania inhibitorów pompy Proton z metforminą [88].

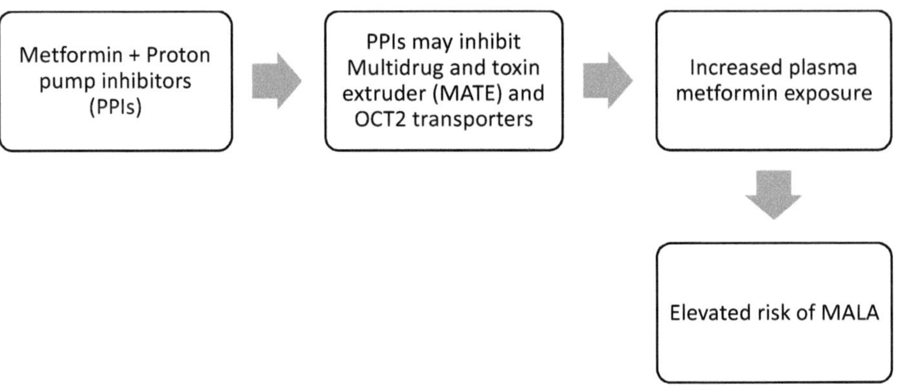

Stwierdzono, że ryzyko niedoboru witaminy B12 jest zwiększone przez połączenie inhibitorów pompy protonowej lub blokerów receptora H2 z metforminą. Wadliwe wchłanianie witaminy B12 wspierane przez dodatkowe działanie inhibitorów pompy protonowej lub blokerów receptora H2 i metforminy.

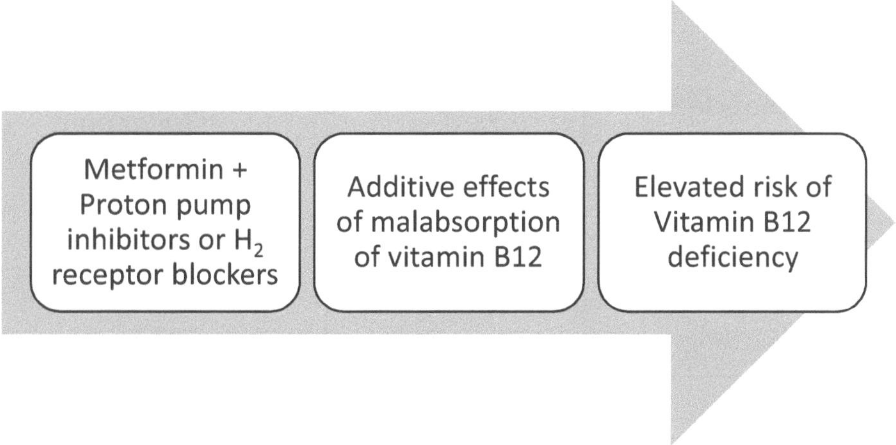

Metformin + Proton pump inhibitors or H_2 receptor blockers

Additive effects of malabsorption of vitamin B12

Elevated risk of Vitamin B12 deficiency

Jednoczesne stosowanie tych leków powinno być monitorowane pod kątem takich konsekwencji jak neuropatia obwodowa i niedokrwistość megaloblastyczna [89-91]. W celu zapobiegania niedoborom kobalaminy zaleca się zastąpienie witaminy B12 u pacjentów przyjmujących metforminę i PPI/blokujące receptory H2 [92].

Interakcja z antybiotykami:

Trimethoprim:

Trimetoprim umiarkowanie hamuje eliminację metforminy poprzez zahamowanie OCT i MATE, ale współdziałanie obu leków powinno być prowadzone ostrożnie u chorych z dysfunkcją nerek lub przyjmujących większe dawki metforminy [93].

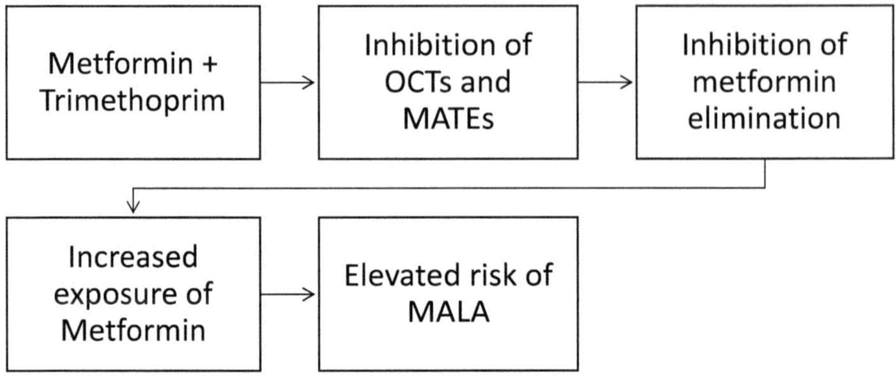

Cefaleksyna:

Cefaleksyna jest zwiterionowym podłożem MATE1 [94] i zmniejsza eliminację metforminy, prowadząc do jej akumulacji [95].

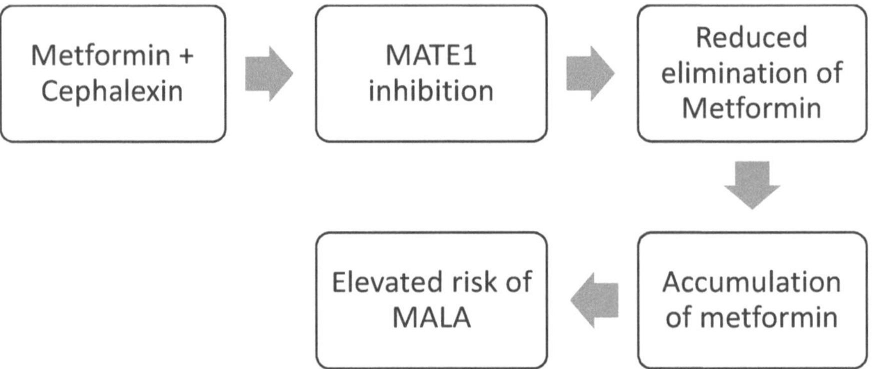

Dolutegravir:

Dolutegrawir jest stosowany jako środek antyretrowirusowy pierwszej linii w leczeniu zakażenia HIV i jest inhibitorem zarówno transporterów OCT2 jak i MATE1 w obrębie kanalików nerkowych. Jednoczesne stosowanie dolutegrawiru i metforminy może skutkować zwiększonym niekorzystnym działaniem metforminy, takim jak hipoglikemia i nietolerancja przewodu pokarmowego spowodowana zwiększonym stężeniem metforminy w osoczu krwi, które wystąpiło w wyniku hamowania transporterów OCT2 i MATE1. Osoby przepisujące leki mogą regulować dawkę metforminy, aby zapobiec niepożądanym ADR, przepisując jednocześnie dolutegrawir i metforminę [96-99].

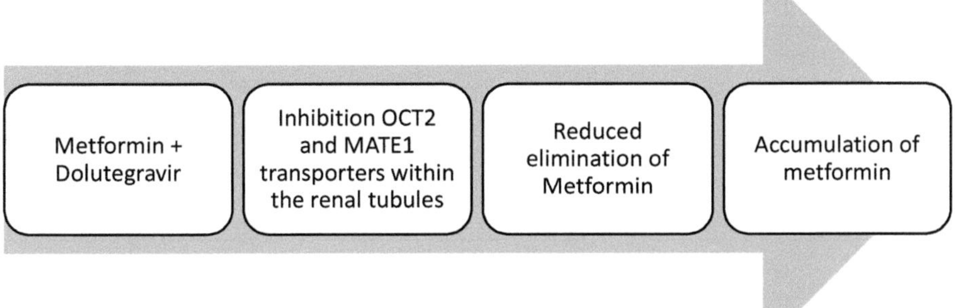

Pirymetamina:

Pirymetamina jest lekiem przeciwpasożytniczym, stosowanym w leczeniu toksoplazmozy i cystoizosporiasis. Pirymetamina jest inhibitorem zarówno transporterów OCT2 jak i MATE [100]. Jednoczesne podawanie pirymetaminy z metforminą powoduje zwiększenie stężenia w osoczu krwi z powodu zmniejszonego klirensu nerkowego metforminy wywołanego hamowaniem transporterów OCT2 i MATE przez pirymetaminę [101].

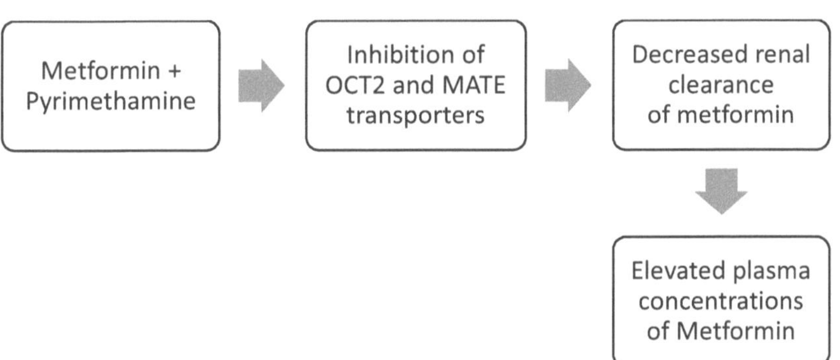

Ranolazyna:

Ranolazyna jest zatwierdzona do leczenia przewlekłej anginy. Ranolazyna blokuje kanał sodowy komórek α trzustki i zmniejsza aktywność elektryczną w celu zahamowania uwalniania glukagonu [102]. Stężenia metforminy w osoczu mogą być podwyższone przez współdziałanie z ranolazyną, co może zmniejszyć eliminację metforminy poprzez zahamowanie transportera OCT2. Interakcja ta jest zależna od dawki i zaleca się, aby dobowa dawka metforminy nie przekraczała 1700 mg u chorych przyjmujących ranolazynę 1000 mg dwa razy na dobę [103].

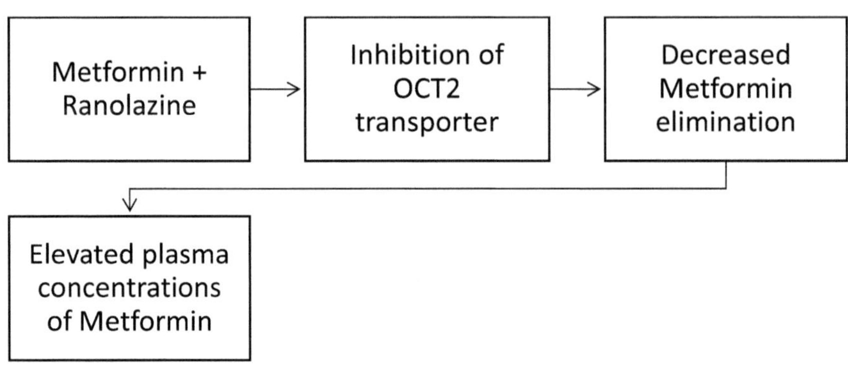

Interakcja z lekami przeciwnowotworowymi:

Vandetanib:

Vandetanib jest stosowany w leczeniu raka rdzenia kręgowego tarczycy. Vandetanib jest silnym inhibitorem transporterów MATE1 i MATE2K [104], a jego współdziałanie z metforminą może prowadzić do zwiększenia stężenia metforminy w osoczu krwi ze względu na zmniejszoną eliminację, ponieważ jest substratem transporterów MATE1 i MATE2K. Chorzy otrzymujący połączenie wandetanibu i metforminy powinni być dokładnie monitorowani pod kątem toksyczności metforminy [105].

Metformin + Vandetanib

Inhibition of MATE1 and MATE2K transporters

Decreased elimination of metformin

Increased plasma concentrations of metformin

Inhibitory kinazy tyrozynowej:

Inhibitory kinazy tyrozynowej, takie jak imatynib, nilotynib, gefitynib i erlotynib, mogą ograniczać eliminację metforminy poprzez hamowanie transporterów OCT i MATE, w istotnych klinicznie stężeniach [106].

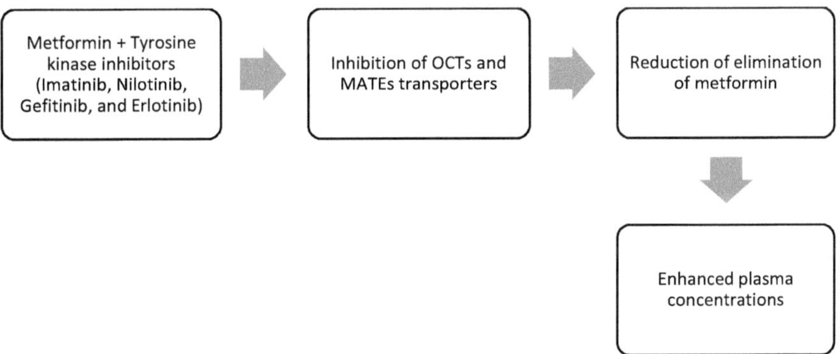

Interakcja z beta-adrenergicznymi blokerami:

Atenolol:

Stężenie metforminy w osoczu może być podwyższone w wyniku zmniejszonej eliminacji wywołanej przez atenolol, ponieważ zmniejsza nerkowy przepływ krwi i hamuje konkurencyjnie OCT2 [107].

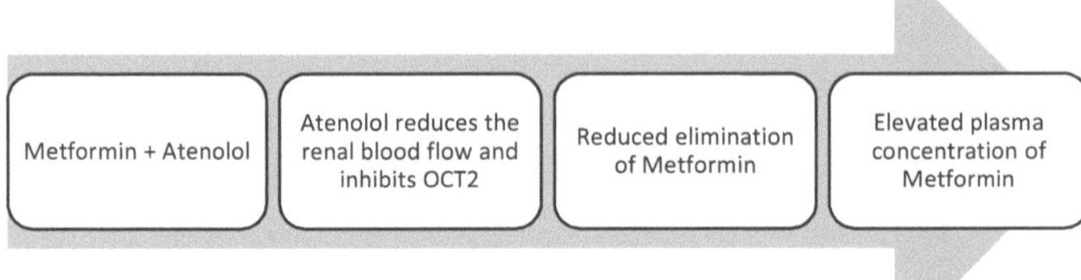

Metoprolol:

Stężenie metforminy w osoczu może być zmniejszone przez metoprolol, ponieważ zwiększa on wchłanianie metforminy w wątrobie poprzez indukcję OCT1, zwiększa wchłanianie metforminy przez nerki poprzez zmniejszenie ekspresji MATE1 i zwiększa wchłanianie metforminy w mięśniu udowym poprzez indukcję OCT3 [108].

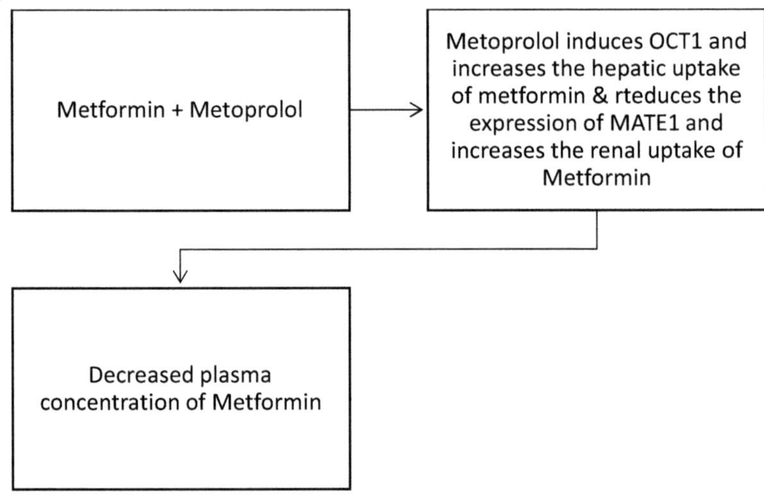

Verapamil:

Verapamil jest blokadą kanałów wapniowych i jest stosowany w leczeniu ciężkich częstoskurczów nadkomorowych (SVT) i nadciśnienia tętniczego. Verapamil jest inhibitorem organicznego transportera kationowego 1 (OCT1), który jest niezbędny do komórkowego transportu metforminy [109]. Jednoczesne stosowanie metforminy i werapamidu powoduje zmniejszenie efektu spowolnienia glukozy przez metforminę w związku z hamowaniem OCT1 przez werapamil [110].

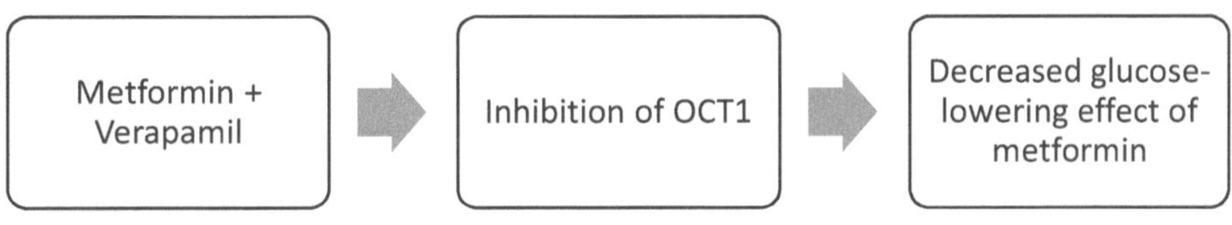

Jedzenie:

Biologiczna dostępność metforminy jest zmniejszona, a jej szczytowe stężenie opóźnione przez obecność żywności [111]. Jednak przyjmowanie metforminy z pustym żołądkiem jest związane z objawami żołądkowo-jelitowymi i zaleca się przyjmowanie metforminy z posiłkami w celu ich zmniejszenia [112].

Granat i Lukrecja:

Spożycie granatu [113-115] i lukrecji [116-118] może być pomocne w leczeniu cukrzycy typu 2. Stwierdzono zmniejszenie stężenia i skuteczności metforminy w osoczu krwi oraz opóźnienie w spożyciu odpowiednio granatu i lukrecji [119].

Gorzki Melon:

Ryzyko hipoglikemii może być zwiększone przez jednoczesne stosowanie metforminy i gorzkiego melona, ponieważ zawiera on triterpenoidy, które mogą stymulować translokację GLUT4 (Insulin-responsive glucose transporter) w adipocytach i komórkach mięśniowych oraz aktywność szlaku kinazy białkowej aktywowanej AMPK, co prowadzi do poprawy aktywności insuliny [120, 121].

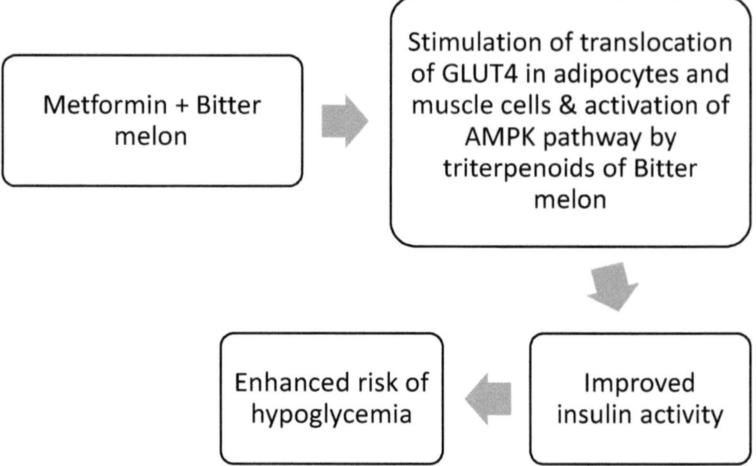

Referencje:

1. Maideen NM, Jumale A, Balasubramaniam R. Interakcje lekowe metforminy z białkami transportującymi leki. Zaawansowany biuletyn farmaceutyczny. 2017 Dec;7(4):501.
2. Maruthur NM, Tseng E, Hutfless S, Wilson LM, Suarez-Cuervo C, Berger Z, Chu Y, Iyoha E, Segal JB, Bolen S. Leki przeciwcukrzycowe jako monoterapia lub terapia kombinowana oparta na metforminie dla cukrzycy typu 2A Przegląd systematyczny i metaanalizaDiabetes Medications as Monotherapy lub Metformin-Based Combination Therapy. Roczniki medycyny internistycznej. 2016 Jun 7;164(11):740-51.
3. Ramachandran A, Snehalatha C, Mary S, Mukesh B, Bhaskar AD, Vijay V. Indyjski program zapobiegania cukrzycy pokazuje, że modyfikacja stylu życia i metformina zapobiegają cukrzycy typu 2 u azjatyckich osób z indyjską tolerancją glukozy (IDPP-1). Diabetologia. 2006 luty 1;49(2):289-97.
4. Hundal RS, Krssak M, Dufour S, Laurent D, Lebon V, Chandramouli V, Inzucchi SE, Schumann WC, Petersen KF, Landau BR, Shulman GI. Mechanizm, dzięki któremu metformina zmniejsza produkcję glukozy w cukrzycy typu 2. Cukrzyca. 2000; 49(12): 2063-9.

5. Musi N, Hirshman MF, Nygren J, Svanfeldt M, Bavenholm P, Rooyackers O, Zhou G, Williamson JM, L;unqvist O, Efendic S, Moller DE. Metformina zwiększa aktywność kinazy białkowej aktywowanej AMP w mięśniu szkieletowym osób z cukrzycą typu 2. Cukrzyca. 2002; 51(7): 2074-81.
6. Howlett HC, Bailey CJ. Ocena ryzyka i korzyści związanych z metforminą w cukrzycy typu 2. Bezpieczeństwo narkotykowe. 1999; 20(6): 489-503.
7. Hundal RS, Krssak M, Dufour S, Laurent D, Lebon V, Chandramouli V, Inzucchi SE, Schumann WC, Petersen KF, Landau BR, Shulman GI. Mechanizm, dzięki któremu metformina zmniejsza produkcję glukozy w cukrzycy typu 2. Cukrzyca. 2000; 49(12): 2063-9.
8. Cusi K, Consoli A, Defronzo RA. Metaboliczny wpływ metforminy na metabolizm glukozy i mleczanów w cukrzycy nieinsulinozależnej. The J Clin Endocrinol Metabol. 1996; 81(11): 4059-67.
9. Stumvoll M, Nurjhan N, Perriello G, Dailey G, Gerich JE. Metaboliczne działanie metforminy w cukrzycy nieinulinozależnej. New Eng J Med. 1995; 333(9): 550-4.
10. Kirpichnikov D, McFarlane SI, Sowers JR. Metformina: aktualizacja. Annals Internal Med. 2002; 137(1): 25-33.
11. Bailey CJ, Puah JA. Wpływ metforminy na metabolizm glukozy w mięśniu podeszwowym myszy. Cukrzyca i Metabolizma. 1986; 12(4): 212-8.
12. Bailey CJ, Wilcock C, Day C. Wpływ metforminy na metabolizm glukozy w łożysku splanchnic. Br J Pharmacol 1992; 105(4): 1009-13.
13. Zhou G, Myers R, Li Y, Chen Y, Shen X, Fenyk-Melody J, Wu M, Ventre J, Doebber T, Fujii N, Musi N. Rola kinazy białkowej aktywowanej AMP w mechanizmie działania metforminy. J Clin Invest. 2001; 108(8): 1167.
14. Grupa Badawcza Programu Zapobiegania Cukrzycy. Zmniejszenie częstości występowania cukrzycy typu 2 z interwencją stylu życia lub metforminą. N Engl J Med. 2002; 346: 393-403.
15. Hostalek U, Gwilt M, Hildemann S. Terapeutyczne zastosowanie metforminy w profilaktyce przedcukrzycowej i cukrzycy. Narkotyki. 2015 Lipiec 1;75(10):1071-94.
16. Rhee MK, Herrick K, Ziemer DC, Vaccarino V, Weintraub WS, Narayan KV, Kolm P, Twombly JG, Phillips LS. Wielu Amerykanów cierpi na cukrzycę i powinno być branych pod uwagę w terapii metforminą. Pielęgnacja cukrzycy. 2010; 33(1): 49-54.

17. Lily M, Godwin M. Lecząca cukrzycę z metforminą. Kanadyjski lekarz rodzinny. 2009; 55(4): 363-9.
18. Sharma MD, Garber AJ. Jaka jest najlepsza kuracja na prediabetes? Aktualne raporty o cukrzycy. 2009; 9(5): 335-41.
19. Nathan DM, Davidson MB, DeFronzo RA, Heine RJ, Henry RR, Pratley R, Zinman B. Niedobór glukozy na czczo i zaburzona tolerancja glukozy. Pielęgnacja cukrzycy. 2007; 30(3):753-9.
20. Knowler WC, Barrett-Conner E, Fowler SE, Hammon RF, Lachin JM, Walker EA, Nathan DM, Diabetes Prevention Program Research Group: Zmniejszenie częstości występowania cukrzycy typu 2 z interwencją stylu życia lub metforminą. *N Engl J Med* , 2002; **346**: 393–403.
21. Gandhi P, Bustani R, Madhuvrata P, Farrell T. Wprowadzenie metforminy dla cukrzycy ciążowej do praktyki klinicznej: czy miała ona wpływ? Eur J Obst Gynecol Reprod Biol. 2012;160(2) : 147-50.
22. Rowan JA, Hague WM, Gao W, Battin MR, Moore MP. Metformina versus insulina w leczeniu cukrzycy ciążowej. New Engl J Med. 2008; 358(19): 2003-15.
23. Moore LE, Briery CM, Clokey D, Martin RW, Williford NJ, Bofill JA, Morrison JC. Metformina i insulina w leczeniu cukrzycy ciążowej: wstępne wyniki porównania. The J Reprod Med. 2007; 52(11): 1011-5.
24. Niromanesh S, Alavi A, Sharbaf FR, Amjadi N, Moosavi S, Akbari S. Metformina w porównaniu z insuliną w leczeniu cukrzycy ciążowej: randomizowane badanie kliniczne. Diabetes Res Clin Practices. 2012; 98(3): 422-9.
25. Gui J, Liu Q, Feng L. Metformina vs insulina w leczeniu cukrzycy ciążowej: meta-analiza. PloS jeden. 2013; 8(5): e64585.
26. ŁADNIE. Cukrzyca w ciąży: Pełna wytyczna. Wytyczna Kliniczna 63. 2008.
27. UK Prospective Diabetes Study (UKPDS) Group. Wpływ intensywnej kontroli stężenia glukozy we krwi z metforminą na powikłania u pacjentów z nadwagą chorych na cukrzycę typu 2 (UKPDS 34). Lancet. 1998; 352 : 854-65.
28. Johnson JA, Simpson SH, Toth EL, Majumdar SR. Zmniejszenie zachorowalności i śmiertelności z powodu stosowania metforminy u osób z cukrzycą typu 2. Medycyna cukrzycowa. 2005; 22(4): 497-502.

29. Johnson JA, Majumdar SR, Simpson SH, Toth EL. Spadek śmiertelności związany ze stosowaniem metforminy w porównaniu z monoterapią sulfonylomocznikiem w cukrzycy typu 2. Pielęgnacja cukrzycy. 2002; 25(12): 2244-48.
30. Nardo LG, Rai R. Metformin therapy in the management of polycystic ovary syndrome: endocrine, metabolic and reproductive effects. Ginekol Endokrynol. 2001;15(5): 373-80.
31. Glueck CJ, Wang P, Fontaine R, Tracy T, Sieve-Smith L. Metformina spowodowała wznowienie prawidłowej soczewki u 39 z 43 (91%) kobiet z zespołem jajników wielotorbielowych, wcześniej bez miesiączki. Metabolizm. 1999; 48(4): 511-9.
32. Nestler JE, Jakubowicz DJ, Evans WS, Pasquali R. Effects of metformin on spontaneous and clomiphene-induced ovulation in the polycystic ovary syndrome. New Eng J Med. 1998; 338(26): 1876-80.
33. Ferreira Santana L, Silva de Sa MF, Ferriani RA, De Moura MD, Foss MC, Dos Reis RM. Wpływ metforminy na ocenę kliniczną i metaboliczną kobiet z zespołem policystycznych jajników. Gynecol Endocrinol 2004;19(2): 88-96.
34. Diamanti-Kandarakis E, Kouli C, Tsianateli T, Bergiele A. Terapeutyczny wpływ metforminy na insulinooporność i hiperandrogenizm w zespole policystycznych jajników. Eur J Endocrinol. 1998 ;138(3): 269-74.
35. Kołodziejczyk B, Duleba AJ, Spaczyński RZ, Pawelczyk L. Terapia metforminą zmniejsza hiperandrogenizm i hiperinsulinemię u kobiet z zespołem policystycznych jajników. Fert Steril. 2000 ;73(6):1149-54.
36. Glueck CJ, Wang P, Fontaine R, Tracy T, Sieve-Smith L. Metformina do przywracania prawidłowej soczewki u nastolatek z zespołem policystycznych jajników (PCOS). J Adolescent Health. 200; 29(3):160-9.
37. Seifarth C, Schehler B, Schneider HJ. Skuteczność metforminy w utracie wagi u osób niecukrzycowych z otyłością. Exptl Clin Endocrinol Diab. 2013; 121(01): 27-31.
38. Glueck CJ, Fontaine RN, Wang P, Subbiah MT, Weber K, Illig E, Streicher P, Sieve-Smith L, Tracy TM, Lang JE, McCullough P. Metformina zmniejsza masę ciała, otyłość śródstopia, insulina, leptyna i cholesterol lipoprotein o niskiej gęstości u niecukrzycowych, chorobliwie otyłych osób z indeksem masy ciała powyżej 30. Metabolizm. 2001; 50(7): 856-61.

39. Malin SK, Kashyap SR. Wpływ metforminy na utratę masy ciała: potencjalne mechanizmy. Aktualna opinia w dziedzinie endokrynologii, Otyłość cukrzycowa. 2014; 21(5): 323-9.
40. Grupa Badawcza Programu Zapobiegania Cukrzycy. Długoterminowe bezpieczeństwo, tolerancja i utrata masy ciała w związku z metforminą w badaniu wyników programu zapobiegania cukrzycy. Pielęgnacja cukrzycy. 2012; 35(4): 731-7.
41. Desilets AR, Dhakal-Karki S, Dunican KC. Rola metforminy w kontroli masy ciała u pacjentów bez cukrzycy typu 2. Annals Pharmacother. 2008; 42(6): 817-26.
42. Zakikhani M, Dowling R, Fantus IG, Sonenberg N, Pollak M. Metformina jest zależnym od rodzaju AMP inhibitorem wzrostu komórek raka piersi. Cancer Res. 2006; 66(21): 10269-73.
43. Hirsch HA, Iliopoulos D, Tsichlis PN, Struhl K. Metformina selektywnie celuje w komórki macierzyste nowotworów i działa razem z chemioterapią blokując wzrost guza i przedłużając remisję. Cancer Res. 2009; 69(19): 7507-11.
44. Sahra, I. B., Le Marchand-Brustel, Y., Tanti, J. F., & Bost, F. (2010). Metformina w terapii raka: nowa perspektywa dla starego leku przeciwcukrzycowego? Mol Cancer Ther, 9(5), 1092-1099.
45. Dowling RJ, Goodwin PJ, Stambolic V. Zrozumienie korzyści płynących ze stosowania metforminy w leczeniu raka. Medycyna BMC. 2011; 9(1): 33.
46. Pollak MN. Badanie metforminy w profilaktyce i leczeniu raka: koniec początku. Odkrycie raka. 2012; 2(9):778-90.
47. Kourelis TV, Siegel RD. Metformina i rak: nowe zastosowania dla starego leku. Med Oncol. 2012; 29(2): 1314-27.
48. Quinn BJ, Kitagawa H, Memmott RM, Gills JJ, Dennis PA. Repozycjonowanie metforminy w profilaktyce i leczeniu raka. Trendy w Endocrinol Metab. 2013; 24(9): 469-80.
49. Kasznicki J, Śliwińska A, Drzewoski J. Metformina w profilaktyce i terapii nowotworów. Ann Transl Med. 2014; 2(6): 57.
50. Gandini S, Puntoni M, Heckman-Stoddard BM, Dunn BK, Ford L, DeCensi A, Szabo E. Metformina oraz ryzyko i śmiertelność z powodu raka: przegląd systematyczny i metaanaliza uwzględniająca uprzedzenia i konfundery. Cancer Prev Res. 2014; 7 : 867-85.

51. Morales DR, Morris AD. Metformina w leczeniu raka i profilaktyce. Rocznik ks. med. 2015; 66: 17-29.
52. Haukeland, John Willy, Zbigniew Konopski, Heidi Beate Eggesbø, Hilde Løland von Volkmann, Gabriele Raschpichler, Kristian Bjøro, Terese Haaland, Else Marit Løberg i Kåre Birkeland. "Metformina u pacjentów z bezalkoholową tłustą wątrobą: randomizowane, kontrolowane badanie." Scand J Gastroenterol, 2009; 44: 853-860.
53. Utzschneider KM, Kahn SE. Rola insulinooporności w bezalkoholowych chorobach wątroby grubej. The J Clin Endocrinol Metabol. 2006; 91(12): 4753-61.
54. Rouabhia S, Milic N, Abenavoli L. Metformina w leczeniu bezalkoholowych chorób wątroby tłuszczowej: bezpieczeństwo, skuteczność i mechanizm. Ekspert Gastroenterol Hepatol. 2014; 8(4): 343-9.
55. Vuppalanchi R, Chalasani N. Bezalkoholowa tłusta choroba wątroby i bezalkoholowe stłuszczeniowe zapalenie wątroby: Wybrane zagadnienia praktyczne w ich ocenie i zarządzaniu. Hepatologia. 2009; 49(1): 306-17.
56. Adams LA, Angulo P. Leczenie bezalkoholowych chorób wątroby tłuszczowej. Postgrad Med J. 2006; 82(967): 315-22.
57. Rektor RS, Thyfault JP, Wei Y, Ibdah JA. Bezalkoholowe choroby wątroby tłuszczowej i zespół metaboliczny: aktualizacja. World J Gastroenterol. 2008; 14(2): 185.
58. Chalasani N, Younossi Z, Lavine JE, Diehl AM, Brunt EM, Cusi K, Charlton M, Sanyal AJ. Diagnostyka i postępowanie w przypadku bezalkoholowych chorób wątroby tłustej: Wskazówki praktyczne American Association for the Study of Liver Diseases, American College of Gastroenterology i American Gastroenterological Association. Hepatologia. 2012 ; 55(6): 2005-23.
59. Duseja A, Das A, Dhiman RK, Chawla YK, Thumburu KT, Bhadada S, Bhansali A. Metformina jest skuteczna w osiąganiu reakcji biochemicznych u pacjentów z niealkoholowymi chorobami wątroby tłustej (NAFLD) nie reagujących na interwencje związane ze stylem życia. Ann hepatol. 2007;6(4):222-6.
60. Duvnjak M, Lerotić I, Baršić N, Tomašić V, Jukić LV, Velagić V. Patogeneza i problemy z zarządzaniem w przypadku bezalkoholowych chorób wątroby tłustej. World J Gastroenterol: WJG. 2007; 13(34): 4539.

61. Lin, H. Z., Yang, S. Q., Chuckaree, C., Kuhajda, F., Ronnet, G., Diehl, A. M. (2000). Metformina odwraca chorobę wątroby tłustej u otyłych myszy z niedoborem leptyny. Nature Med, 6(9), 998-1003.
62. San Cheang W, Tian XY, Wong WT, Lau CW, Lee SS, Chen ZY, Yao X, Wang N, Huang Y. Metformina chroni funkcję śródbłonka u myszy otyłych indukowanych przez dietę poprzez inhibicję endoplazmatycznego stresu siateczkowego za pomocą 5'Adenozynowo-Monofosforanowej Proliferatora Kino-Peroksysomowego Aktywowanego Receptora δ. Arterioskleroza, Zakrzepica Biol naczyniowy. 2014: ATVBAHA-113.
63. Kinaan M, Ding H, Triggle CR. Metformina: stary lek do leczenia cukrzycy, ale nowy lek do ochrony śródbłonka. Med Princ Practices. 2015; 24(5): 401-15.
64. Cheng YY, Leu HB, Chen TJ, Chen CL, Kuo CH, Lee SD, Kao CL. Terapia włączająca metforminę zmniejsza ryzyko udaru mózgu u chorych na cukrzycę: 4-letnie badanie kontrolne. J Stroke Cerebrovas Dis. 2014; 23(2): e99-105.
65. Whittington HJ, Hall AR, McLaughlin CP, Hausenloy DJ, Yellon DM, Mocanu MM. Przewlekła kardioprotekcja związana z metforminą przed zawałem: nie tylko zjawisko obniżania poziomu glukozy. Lekarstwa sercowo-naczyniowe Ther. 2013; 27(1): 5-16.
66. Bailey CJ. Metformina: wpływ na mikro- i makronaczyniowe powikłania w cukrzycy typu 2. Leki sercowo-naczyniowe i terapia. 2008; 22(3): 215-24.
67. Mamputu JC, Wiernsperger NF, Renier G. Antyherogenne właściwości metforminy: dowody doświadczalne. Cukrzyca Metabol. 2003; 29(4): 6S71-6.
68. Stage TB, Brøsen K, Christensen MM. Kompleksowy przegląd interakcji lek-lek z metforminą. Clin Pharmacokinet. 201; 54(8): 811-24.
69. Gong L, Goswami S, Giacomini KM, Altman RB, Klein TE. Ścieżki metforminowe: farmakokinetyka i farmakodynamika. Farmakogenetyka Genomika. 2012; 22(11): 820.
70. Graham GG, Punt J, Arora M, Day RO, Doogue MP, Duong J, Furlong TJ, Greenfield JR, Greenup LC, Kirkpatrick CM, Ray JE. Farmakokinetyka kliniczna metforminy. Clin Pharmacokinet. 2011; 50(2): 81-98.

71. Sambol NC, Chiang J, Lin ET, Goodman AM, Liu CY, Benet LZ, Cogan MG. Zarówno funkcja nerek, jak i wiek są predyktorami farmakokinetyki metforminy. The J Clin Pharmacol. 1995; 35(11): 1094-102.
72. Hermann LS, Melander AIn: , Alberti KGMM, DeFronzo RA, Keen H, Zimmet P, eds. *Podręcznik o cukrzycy*. Nowy Jork, NY: Wiley, 1992; 773-795.
73. Duong JK, Furlong TJ, Roberts DM, Graham GG, Greenfield JR, Williams KM, Day RO. Rola metforminy w kwasicy mlekowej skojarzonej z metforminą (MALA): seria przypadków i opracowanie modelu patogenezy. Bezpieczeństwo narkotykowe. 2013; 36(9): 733-46.
74. Mamoulakis C, Tsarouhas K, Fragkiadoulaki I, Heretis I, Wilks MF, Spandidos DA, Tsitsimpikou C, Tsatsakis A. Nefropatia indukowana kontrastem: Podstawowe pojęcia, implikacje patofizjologiczne i strategie zapobiegania. Pharmacol Ther. 2017; s0162-7258: 30157-2.
75. Gómez HH, De Arriba VC, Buldain PM, Arraiza SM. Nefrotoksyczność z powodu kontrastów jodowych w badaniach tomografii komputerowej pacjentów chorych na cukrzycę na metforminie. In Anales del sistema sanitario de Navarra, 2012; 36.197-201.
76. Nawaz S, Cleveland T, Gaines PA, Chan P. Ryzyko kliniczne związane z angiografią kontrastową u pacjentów leczonych metforminą: przegląd kliniczny. Clin Radiol. 1998 ;53(5): 342-4.
77. Thomsen HS, Morcos SK. Środki kontrastowe i metformina: wytyczne dotyczące zmniejszania ryzyka wystąpienia kwasicy mlekowej u chorych na cukrzycę nieinulinozależną po podaniu środków kontrastowych. Eur Radiol. 1999; 9(4): 738-40.
78. Lepista EI, Ray AS. Interakcje pomiędzy nerkami i narkotykami: Czy są one klinicznie istotne? The J Clin Pharmacol, 2016; 56(S7): S73-81.
79. Matsushima S, Maeda K, Inoue K, Ohta KY, Yuasa H, Kondo T, Nakayama H, Horita S, Kusuhara H, Sugiyama Y. W interakcji narkotykowo-lekowej wywoływanej przez cymetydynę bierze udział zahamowanie działania wielu leków i wytłaczania toksyn 1. Narkotykowy Metab Dispos. 2009; 37(3): 555-9.
80. Tsuda M, Terada T, Ueba M, Sato T, Masuda S, Katsura T, Inui KI. Udział ludzkiego multileku i wytłaczania toksyn 1 w interakcji leku pomiędzy

cymetydyną i metforminą w komórkach nabłonkowych nerek. J Pharmacol Exp Ther. 2009; 329(1): 185-91.

81. Ito S, Kusuhara H, Yokochi M, Toyoshima J, Inoue K, Yuasa H, Sugiyama Y. Rywalizacyjne hamowanie odpływu luminalnego przez wytłoczki wielolekowe i toksynowe, ale nie wychwytywanie kationów organicznych 2, jest prawdopodobnym mechanizmem leżącym u podstaw farmakokinetycznych interakcji lekowo-lekowych wywoływanych przez cymetydynę w nerce. J Pharmacol Exp Ther. 2012; 340(2): 393-403.
82. Seo JH, Da YL, Hong CW, Lee IH, Ahn KS, Kang GW. Ciężka kwasica mlekowa i ostre zapalenie trzustki związane z cymetydyną u pacjenta z cukrzycą typu 2 przyjmującego metforminę. Wewnętrzny Medyk. 2013; 52(19): 2245-8.
83. Boehm, Kevin M, Gunaga, Satheesh. Kwasica mlekowa wywołana przez cymetydynę i ostre zapalenie trzustki. *Southern Med J.* 2010; 103(8): 849.
84. Somogyi A, Stockley C, Keal J, Rolan P, Bochner F. Zmniejszenie wydzielania metforminy w kanalikach nerkowych przez cymetydynę u człowieka. Br J Clin Pharmacol. 1987; 23(5): 545-51.
85. Cho SK, Jae-Yong C. Polimorfizm MATE1 rs2289669 wpływa na klirens nerkowy metforminy po leczeniu ranitydyną. Int J Clin Pharmacol Therap. 2016; 54(4): 253.
86. Hibma JE, Zur AA, Castro RA, Wittwer MB, Keizer RJ, Yee SW, Goswami S, Stocker SL, Zhang X, Huang Y, Brett CM. Wpływ Famotydyny, inhibitora selektywnego MATE1, na farmakokinetykę i farmakodynamikę metforminy. Clin Pharmacokinet. 2016; 55(6): 711-21.
87. Kim A, Chung I, Yoon SH, Yu KS, Lim KS, Cho JY, Lee H, Jang IJ, Chung JY. Wpływ inhibitorów pompy protonowej na farmakokinetykę metforminy i farmakodynamikę. Lek Metabol Dispos. 2014; 24: 113.
88. Ding Y, Jia Y, Song Y, Lu C, Li Y, Chen M, Wang M, Wen A. Wpływ lanzoprazolu, inhibitora OCT, na farmakokinetykę metforminy u osób zdrowych. Eur J Clinical Pharmacol. 2014; 70(2): 141-6.
89. Damião CP, Rodrigues AO, Pinheiro MF, Cruz Filho RA, Cardoso GP, Taboada GF, Lima GA. Częstość występowania niedoboru witaminy B12 u chorych na cukrzycę typu 2 stosujących metforminę: badanie przekrojowe. Sao Paulo Med J. 2016; 134(6): 473-9.

90. Zdilla MJ. Metformina z antagonistami receptora histaminowego h2 lub inhibitorami pompy protonowej: polifarmaceutyczna receptura na neuropatię poprzez zubożenie witaminy B12. Cukrzyca kliniczna. 2015; 33(2): 90-5.
91. Long AN, Atwell CL, Yoo W, Solomon SS. Niedobór witaminy B12 związany z jednoczesnym stosowaniem metforminy i inhibitora pompy protonowej. Pielęgnacja cukrzycy. 2012; 35(12): e84.
92. Purchiaroni F, Galli G, Annibale B. Metformina oraz inhibitory pompy protonowej: wyzwanie związane z niedoborem kobalaminy. Eur Rev Med Pharmacol Sci. 2015; 19(13): 2501-2.
93. Grün B, Kiessling MK, Burhenne J, Riedel KD, Weiss J, Rauch G, Haefeli WE, Czock D. Interakcja trimetoprim-metformina i jej modulacja genetyczna przez transportery OCT2 i MATE1. Br J Clin Pharmacol. 2013; 76(5):787-96.
94. Motohashi H, Inui KI. Organiczny transporter kationów OCT (SLC22) i MATE (SLC47) w nerce ludzkiej. AAPS J. 2013;15(2):581-8.
95. Jayasagar G, Kumar MK, Chandrasekhar K, Rao CM, Rao YM. Wpływ cefaleksyny na farmakokinetykę metforminy u zdrowych ochotników. Metabol narkotykowy Interakt. 2002; 19; 41-8.
96. Masich A, Badowski ME, Liedtke MD, Fulco PP. Ocena jednoczesnego stosowania dolutegrawiru i metforminy u pacjentów zakażonych wirusem niedoboru odporności. Int J STD AIDS. 2017:0956462417695995.
97. Song IH, Zong J, Borland J, Jerva F, Wynne B, Zamek-Gliszczynski MJ, Humphreys JE, Bowers GD, Choukour M. Wpływ dolutegrawiru na farmakokinetykę metforminy u osób zdrowych. J Acquir Immune Defic Syndr, 2016; 72(4): 400.
98. Gervasoni C, Minisci D, Clementi E, Rizzardini G, Cattaneo D. Jakie znaczenie ma interakcja między Dolutegravirem a Metforminem w realnym życiu? J Acquir Immune Defic Syndr. 2017; 75(1): e24-6.
99. Zong J, Borland J, Jerva F, Wynne B, Choukour M, Song I. Wpływ dolutegrawiru na farmakokinetykę metforminy u osób zdrowych. J Int AIDS Society. 2014; 17 (4Suppl 3).
100. Burt HJ, Neuhoff S, Almond L, Gaohua L, Harwood MD, Jamei M, Rostami-Hodjegan A, Tucker GT, Rowland-Yeo K. Metformina i cymetydyna: Fizjologiczne modelowanie farmakokinetyczne w celu zbadania

interakcji pomiędzy lekiem i lekiem za pośrednictwem transportera. Eur J Pharm Sci. 2016; 88: 70-82.

101. Kusuhara H, Ito S, Kumagai Y, Jiang M, Shiroshita T, Moriyama Y, Inoue K, Yuasa H, Sugiyama Y. Wpływ inhibitora białka MATE, pirymetaminy, na nerkową eliminację metforminy przy stosowaniu doustnej mikrodawki i w dawce terapeutycznej u osób zdrowych. Clin Pharmacol Ther, 2011; 89(6): 837-44.

102. Dhalla AK, Yang M, Ning Y, Kahlig KM, Krause M, Rajamani S, Belardinelli L. Blokada kanałów Na+ w komórkach α trzustki ma działanie antydiabetyczne. Cukrzyca. 2014; 63(10): 3545-56.

103. Zack J, Berg J, Juan A, Pannacciulli N, Allard M, Gottwald M, Zhang H, Shao Y, Ben-Yehuda O, Jochelson P. Pharmacokinetic drug interaction study of ranolazine and metformin in subjects with type 2 diabetes mellitus. Clin Pharmacol Drug Develop. 2015 Mar 1;4(2):121-9.

104. Shen H, Yang Z, Zhao W, Zhang Y, Rodrigues D. Ocena wandetanibu jako inhibitora różnych ludzkich transporterów nerek: hamowanie wytłaczania wielu leków i toksyn (MATE1 i MATE2K) jako możliwego mechanizmu prowadzącego do zmniejszenia klirensu cisplatyny i kreatyniny. Narkotykowy Metab Dispos. 201; 41: 2095-2103.

105. Johansson, Susanne, Jessica Read, Stuart Oliver, Mark Steinberg, Yan Li, Eleanor Lisbon, David Mathews, Philip T. Leese i Paul Martin. "Ocena farmakokinetyczna współdziałania wandetanibu i metforminy, digoksyny, midazolamu, omeprazolu lub ranitydyny". Clin Pharmacokinet. 2014; 53: 837-847.

106. Minematsu T, Giacomini KM. Interakcje inhibitorów kinazy tyrozynowej z organicznymi transporterami kationów oraz wielolekowymi i toksycznymi białkami do wytłaczania związków. Mol Cancer Ther. 2011; 10(3): 531-9.

107. Ren J, Zhou Y, Zhang G, Zhou L, Zhao J, Wei Y, Wu XA. Rola związanego z wiekiem zmniejszenia nerkowego organicznego transportera kationów 2 w wpływie atenololu na wydalanie metforminy z nerek u szczurów. Eur J Drug Metabol Pharmacokin. 2015; 40(3): 349-54.

108. Ma YR, Shi AX, Qin HY, Zhang T, Wu YF, Zhang GQ, Wu XA. Metoprolol zmniejsza ekspozycję osocza na metforminę poprzez indukcję

wychwytu wątroby, nerek i mięśni u szczurów. Biopharmaceutics Drug Disposition. 2016; 37(9): 511-21.

109. Ahlin G, Chen L, Lazorova L, Chen Y, Ianculescu AG, Davis RL, Giacomini KM, Artursson P. Genotyp-dependent effects of inhibitors of the organic cation transporter, OCT1: predictions of metformin interactions. The Pharmacogenomics J. 2011; 11(6): 400-11.

110. Cho, S. K., Kim, C. O., Park, E. S., & Chung, J. Y. (2014). Verapamil zmniejsza efekt obniżający poziom glukozy u zdrowych ochotników. Br J Clin Pharmacol, 78(6), 1426-1432.

111. Sambol NC, Brookes LG, Chiang J, Goodman AM, Lin ET, Liu CY, Benet LZ. Spożycie pokarmu i poziom dozowania, ale nie postać tabletek i roztworu, wpływają na wchłanianie metforminy HCl u człowieka. Br J Clin Pharmacol, 1996; 42(4): 510-512.

112. He, Y. L., Flannery, B., Campestrini, J., Leon, S., Zinny, M. A., Ligueros-Saylan, M., & Jarugula, V. Effect of food on the pharmacokinetics of a vildagliptin/metformin (50/1000 mg) fixed-dose combination tablet in healthy volunteers. Aktualna opinia Med Res. 2008; 24(6): 1703-1709.

113. Sohrab G, Ebrahimof S, Sotoudeh G, Neyestani TR, Angoorani P, Hedayati M, Siasi F. Wpływ spożycia soku z granatów na stres oksydacyjny u pacjentów z cukrzycą typu 2: jedno ślepe, randomizowane badanie kliniczne. Int J Food Sci Nutr. 201; 68(2): 249-55.

114. Banihani SA, Makahleh SM, El-Akawi Z, Al-Fashtaki RA, Khabour OF, Gharibeh MY, Saadah NA, Al-Hashimi FH, Al-Khasieb NJ. Świeży sok z granatów zwiększa insulinooporność, poprawia funkcję komórek β i zmniejsza stężenie glukozy w surowicy krwi na czczo u chorych na cukrzycę typu 2. Nutrition Res. 2014; 34(10): 862-7.

115. Banihani S, Swedan S, Alguraan Z. Granat i cukrzyca typu 2. Nutr Res. 2013; 33(5): 341-8.

116. Rani R, Dahiya S, Dhingra D, Dilbaghi N, Kim KH, Kumar S. Evaluation of anti-diabetic activity of glycyrrhizin-loaded nanoparticles in nicotinamide-streptozotocin-induced diabetic rats. Eur J Pharm Sci. 2017; 106: 220.

117. Sawada K, Yamashita Y, Zhang T, Nakagawa K, Ashida H. Glabridin indukuje pobór glukozy poprzez aktywowaną przez AMP ścieżkę kinazy

białkowej w komórkach mięśniowych. Mol Cellular Endocrinol. 2014; 393(1):99-108.

118. Gaur R, Yadav KS, Verma RK, Yadav NP, Bhakuni RS. In vivo aktywność antydiabetyczna pochodnych izolikwirytygeniny i liquirytgeniny. Phytomedicine. 2014; 21(4): 415-22.

119. Awad R, Mallah E, Al Khawaja B, Dayyih WA, El-Hajji F, Matalka KZ, Arafat T. Granat i soki z lukrecji modulują farmakokinetykę metforminy u szczurów. Neuro Endocrinol Lett. 2016; 37(3): 202-206.

120. Iseli TJ, Turner N, Zeng XY, Cooney GJ, Kraegen EW, Yao S, Ye Y, James DE, Ye JM. Aktywacja AMPK przez gorzkie triterpenoidy melona zawiera CaMKKβ. PLoS One. 2013; 8(4): e62309.

121. Tan MJ, Ye JM, Turner N, Hohnen-Behrens C, Ke CQ, Tang CP, Chen T, Weiss HC, Gesing ER, Rowland A, James DE. Aktywność antydiabetyczna triterpenoidów wyizolowanych z gorzkiego melona związana z aktywacją szlaku AMPK. Chem Biol. 2008; 15(3):263-73.

4. Narkotykowe interakcje sulfonianów (Sulfonylureas)

Kluczowe punkty:

- Większość niepożądanych interakcji lekowych sulfonianów prowadzi do hipoglikemii, która może być groźna dla życia.
- Antybiotyki sulfonylomocznikowe są metabolizowane głównie przez enzymy CYP2C9.
- Farmakokinetyczne oddziaływania leków z sulfonianami mogą występować głównie w wyniku hamowania metabolizmu sulfonianów za pośrednictwem CYP2C9.
- Leki takie jak fibraty, azolowe środki przeciwgrzybicze, sulfonamidy, izoniazyd, metronidazol, cymetydyna, fluwoksamina, itp. hamują działanie enzymu CYP2C9 i zwiększają stężenie sulfonianów glukozy w osoczu oraz ryzyko późniejszych powikłań hipoglikemicznych.
- Niektóre leki, takie jak pioglitazon, dulaglutyd, inhibitory ACE, beta-blokery, aspiryna, disopyramid, fluorochinolony, itp. farmakodynamicznie wzmacniają aktywność hipoglikemiczną sulfonianów.

- Receptodawcy i farmaceuci muszą być świadomi niepożądanych interakcji lekowych sulfonianów, aby zapobiec epizodom hipoglikemicznym. Mogą oni rozważyć zastosowanie leków alternatywnych i jeśli konieczne jest jednoczesne stosowanie, pacjenci powinni być monitorowani pod kątem oznak i objawów hipoglikemii, w tym pocenia się, niepokoju, dezorientacji, rozdrażnienia, kołatania serca, zawrotów głowy, niewyraźnego widzenia, drgawek, utraty przytomności, itp.

Wprowadzenie

Sulfonylurany są lekami insulinopochodnymi i mogą być stosowane jako leki drugiej linii w leczeniu cukrzycy typu 2 u niektórych chorych [1]. Do sulfonianów zalicza się leki pierwszej generacji (Tolbutamid, Chlorpropamid itp.), drugiej generacji (Gliclazide, Glipizide, Glibenclamide) [2] i trzeciej generacji (Glimepiride) [3-5]. Sulfonylureny drugiej i trzeciej generacji są silniejsze od leków pierwszej generacji [6].

Mechanizm działania Sulfonylureas:

Sulfonomoczniki wiążą się z receptorami Sulfonomocznika, prowadząc do zamknięcia wrażliwego na ATP kanału K+, zahamowania wypływu K+, depolaryzacji błony komórkowej i otwarcia napięciowych kanałów wapniowych. Zwiększone wewnątrzkomórkowe stężenie wapnia prowadzi do uwolnienia insuliny [7-9].

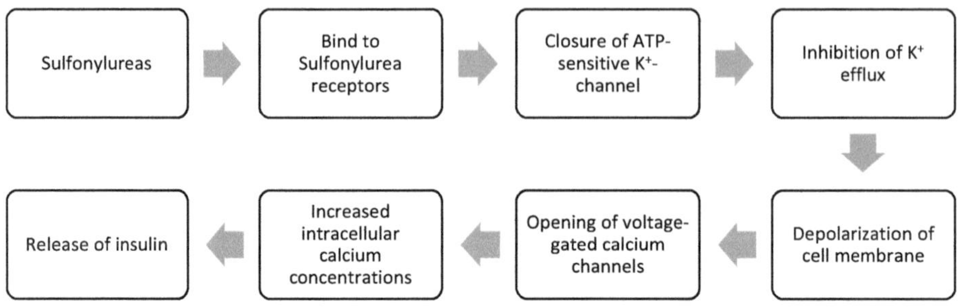

Farmakokinetyczne interakcje leków:

Zwiększanie lub zmniejszanie stężenia jednego leku w organizmie przez inny wspólnie podawany lek poprzez zmiany w jego wchłanianiu, dystrybucji, metabolizmie lub wydalaniu, znane jest jako interakcja farmakokinetyczna [10]. Na biodostępność, objętość dystrybucji, szczytowe stężenie, metabolizm, klirens i półtrwałość itp. leków mają wpływ interakcje farmakokinetyczne leków prowadzące do zmian stężenia w osoczu. Zidentyfikowano różne leki, które wchodzą w interakcję farmakokinetyczną z sulfonianem (tabela 4.1).

Tabela 4.1 Interakcje farmakokinetyczne sulfonianów

Leki współdziałające	**Mechanizm interakcji**	**Komentarze**
Magnez zawierający **antacydy**	Magnezowe środki zobojętniające podnoszą pH żołądka oraz zwiększają rozpuszczalność i wchłanianie sulfonianów.	Aby uniknąć hipoglikemii, należy podawać sulfonylurany na co najmniej 1 godzinę przed zażyciem środków zobojętniających.

Sekwestranty kwasu żółciowego (Cholestyramina)	Cholestyramina przerywa krążenie enterohepatyczne i zmniejsza wchłanianie sulfonianów przez jelita.	Zażywać sulfonylureas przed upływem 1-2 godzin od podania cholestyraminy.
Rifampin	Skuteczność terapeutyczną sulfonylurenu może zmniejszyć ryfampina, która indukuje CYP2C9, CYP3A4 i P-glikoproteinę.	Może być wymagane monitorowanie stężenia glukozy we krwi i dostosowanie dawki sulfonianów.
Dziurawiec zwyczajny	Dziurawiec zwyczajny może zmniejszyć stężenie sulfonianów w osoczu poprzez indukcję enzymów CYP.	Należy uważnie monitorować pacjentów pod kątem ewentualnych oznak obniżonej skuteczności sulfonianolureluksu.
Fibraty (Gemfibrozil, Fenofibrat)	Włókna takie jak mogą hamować enzym CYP2C9 i zwiększać stężenie sulfonianów w osoczu.	Ryzyko hipoglikemii jest zwiększone u pacjentów przyjmujących jednocześnie sulfonylukary i fibraty.
azolowe środki przeciwgrzybicze (worykonazol, mikonazol, ketokonazol, flukonazol itp.)	Azolowe leki przeciwgrzybicze mogą zakłócać metabolizm sulfonianów poprzez hamowanie enzymów	Należy zachować ostrożność u pacjentów przyjmujących jednocześnie sulfonylurany i azolowe środki przeciwgrzybicze.

	CYP (CYP2C9 i CYP3A4).	
Sulfonamidy (sulfametoksazol, sulfafenazol, sulfadiazyna, sulfametizol, sulfisoksazol itd.)	Sulfonamidy zwiększają stężenie sulfonianów w osoczu krwi poprzez hamowanie ich metabolizmu za pośrednictwem CYP2C9.	Pacjenci przyjmujący razem sulfonotlenki i sulfonamidy powinni być monitorowani pod kątem występowania objawów i hipoglikemii.
Isoniazid	Izoniazyd może hamować metabolizm sulfonylureatów za pośrednictwem CYP2C9 i zwiększać ich stężenie w osoczu.	Pacjenci stosujący sulfonylukularze i izoniazyd powinni być monitorowani pod kątem objawów i hipoglikemii.
Metronidazol	Metronidazol jest inhibitorem CYP2C9, a podanie metronidazolu u pacjentów przyjmujących sulfonylurany może spowodować zwiększenie stężenia sulfonyluranów w osoczu.	Monitorowanie pacjentów pod kątem oznak i objawów hipoglikemii.
Cymetydyna	Cymetydyna jest inhibitorem enzymów cytochromu wątrobowego P450 (CYP) i jej jednoczesne stosowanie z	Zalecane jest monitorowanie stężenia glukozy we krwi i dostosowanie dawkowania.

	sulfonianami może prowadzić do zmniejszenia metabolizmu sulfonianów i w konsekwencji do wzrostu stężenia w osoczu oraz hipoglikemii.	
Fluvoxamine	Fluwoksamina może hamować metabolizm za pośrednictwem CYP2C9, prowadząc do hipoglikemii.	Należy monitorować oznaki i objawy hipoglikemii w przypadku jednoczesnego stosowania fluwoksaminy i sulfonianów.
Warfaryna	S-Warfaryna jest substratem enzymu CYP2C9, a ryzyko hipoglikemii jest zwiększone u pacjentów przyjmujących sulfonian wapnia po dodaniu warfaryny.	Zaleca się monitorowanie oznak i objawów hipoglikemii.
Fenytoina	Sulfonylureny mogą hamować metabolizm fenytoiny za pośrednictwem CYP2C9.	Jednoczesne stosowanie sulfonylurenu i fenytoiny może powodować toksyczność fenytoiny, w tym ciężką bradykardię i niedociśnienie.
Clopidogrel	Sulfonylureny hamują bioaktywację klopidogrelu pod wpływem CYP2C9, co prowadzi do	Ticagrelor może być zastąpiony klopidogrelem, jeśli pacjenci potrzebują sulfonianu i terapii przeciwpłytkowej razem.

	zmniejszenia hamowania płytek krwi.	
Klarytromycyna	Klarytromycyna może podwyższać poziom sulfonyluranów w osoczu poprzez hamowanie transporterów glikoprotein P.	Jednoczesne stosowanie klarytromycyny i sulfonianów powodowało hipoglikemię.

Sole magnezowe zawierające kwasy tłuszczowe:

Sulfonylureny są lekami słabo kwaśnymi i nie są zjonizowane w pH żołądka. Jednak podawanie środków zobojętniających zawierających magnez podnosi pH żołądka oraz zwiększa rozpuszczalność i wchłanianie sulfonianów, co może prowadzić do hipoglikemii. Aby uniknąć tej interakcji, zaleca się podawanie sulfonianów na co najmniej 1 godzinę przed zażyciem leków zobojętniających [11].

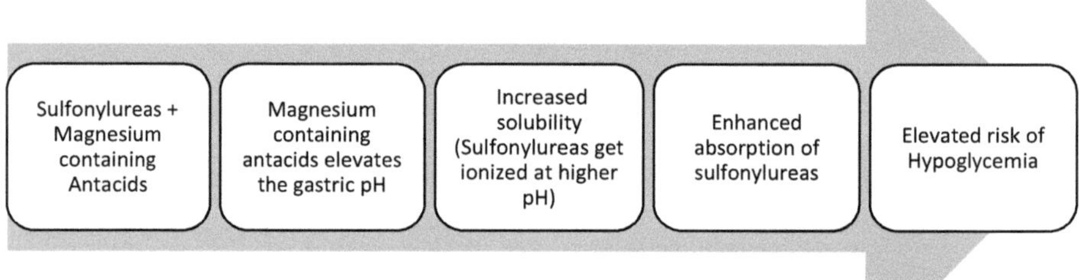

Sekwestranty kwasów żółciowych:

Sulfonianowe tłuszcze przechodzą do krążenia enterowątrobowego, a obecność cholestyraminy w przewodzie pokarmowym przerywa krążenie enterowątrobowe i wzmaga eliminację sulfonianowych tłuszczów, co powoduje zmniejszenie wchłaniania sulfonianowych tłuszczów w jelitach [12, 13], dlatego zaleca się przyjmowanie sulfonianowych tłuszczów przed upływem 1-2 godzin od podania cholestyraminy. Ponadto zaleca się, aby chorzy przyjmowali gliceryd na 4 godziny przed zastosowaniem colesevelamu [14, 15].

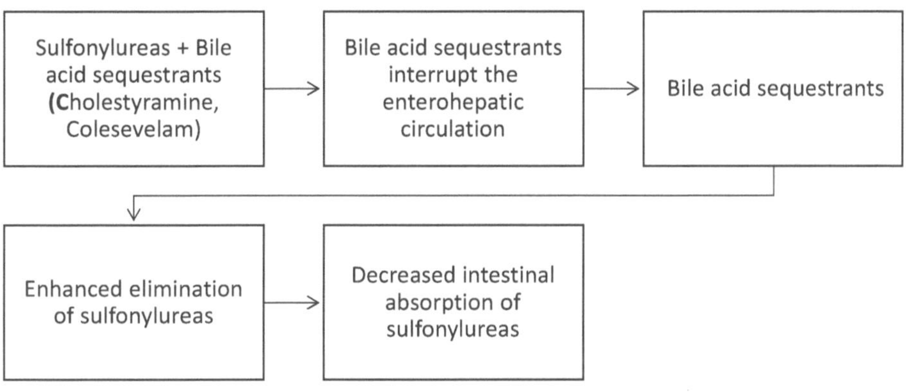

Interakcje metaboliczne:

Enzym cytochrom P450 2C9 (CYP2C9) bierze udział przede wszystkim w metabolizmie sulfonianów [16]. W mniejszym stopniu enzym CYP3A4 jest również zaangażowany w metabolizm sulfonylomocznika [17]. Oczekuje się, że leki indukujące lub hamujące działanie enzymów CYP2C9 lub CYP3A4 doprowadzą do zmniejszenia skuteczności terapeutycznej lub zwiększenia częstości występowania hipoglikemii związanej z sulfonianem mocznika.

Induktory enzymu CYP:

Induktory enzymów CYP, takie jak rifampicyna i dziurawiec zwyczajny, mogą obniżać stężenie sulfonianów w osoczu, a tym samym zmniejszać ich skuteczność terapeutyczną. Wymagane jest monitorowanie poziomu glukozy we krwi i dostosowanie dawkowania może być konieczne podczas jednoczesnego stosowania sulfonianów i indukatorów enzymów CYP.

Sulfonylureas + CYP enzyme inducers

Accelerated CYP-mediated metabolism of sulfonylureas

Decreased plasma concentrations of sulfonylureas

Reduced therapeutic efficacy of sulfonylureas

Rifampicyna:

Ryfampicyna jest indukatorem enzymów CYP, w tym CYP2C9 i CYP3A4, które zwykle metabolizują sulfonianolubiny [18, 19]. Podanie ryfampicyny u chorych przyjmujących sulfonylurany może spowodować zmniejszenie ekspozycji i zmniejszenie skuteczności terapeutycznej sulfonyluranów, w umiarkowanym stopniu [20, 21]. W przypadku jednoczesnego stosowania tych leków może być konieczne monitorowanie stężenia glukozy we krwi i dostosowanie dawkowania sulfonianów [22].

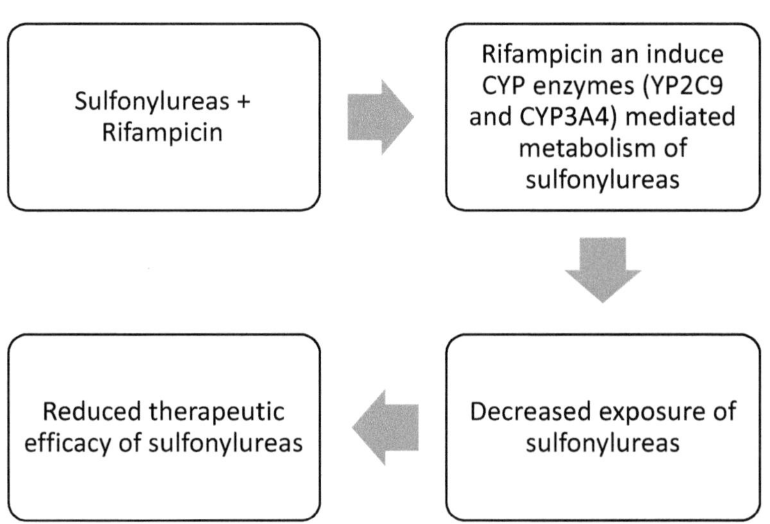

Dziurawiec zwyczajny (*Hypericum perforatum*):
Dziurawiec zwyczajny jest ziołem antydepresyjnym i ma zdolność do indukowania enzymów CYP [23]. Dziurawiec zwyczajny może przyspieszyć metabolizm sulfonianów i zmniejszyć ich stężenie w osoczu krwi poprzez indukcję enzymów CYP [24]. Ostrożność jest zalecana u pacjentów przyjmujących razem sulfonylureny i dziurawiec zwyczajny.

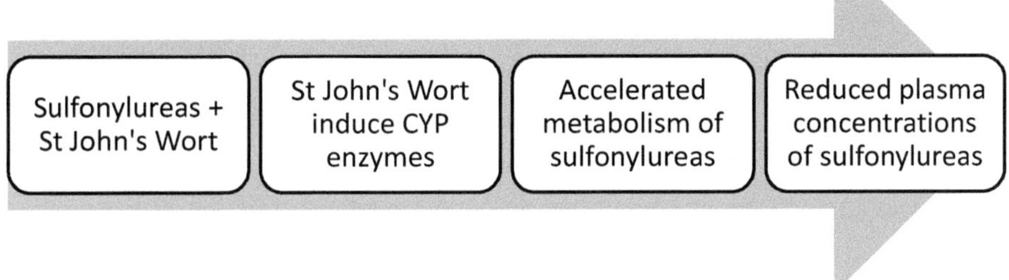

Inhibitory enzymu CYP:
Inhibitory enzymu CYP2C9, takie jak fibraty, azolowe środki przeciwgrzybicze, sulfonamidy, izoniazyd, metronidazol, cymetydyna, fluwoksamina i warfaryna, mogą zwiększać stężenie sulfonianów w osoczu krwi i zwiększać ryzyko hipoglikemii. Zaleca się doradzanie pacjentom, aby monitorowali objawy hipoglikemii, stosując jednocześnie inhibitory sulfonianu i CYP.

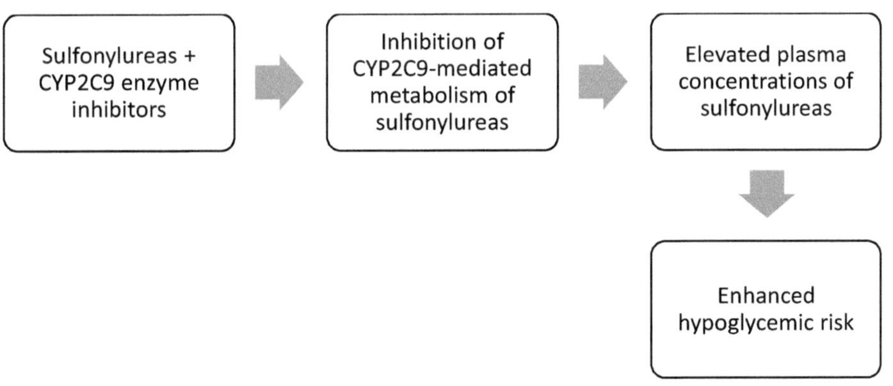

Fibraty:

Włókna takie jak gemfibrozil i fenofibrat mogą hamować enzym CYP2C9 i zwiększać stężenie sulfonianów w osoczu [25]. Stężenia sulfonyluranów w osoczu mogą być również podwyższone poprzez zmniejszenie klirensu wątrobowego sulfonyluranów wynikającego z hamowania przez fibraty organicznych polipeptydów transportujących anion (OATP) za pośrednictwem wchłaniania w wątrobie [26]. Stwierdzono również, że fibraty są słabymi agonistami receptora PPARα (Peroxisome Proliferator-Activated Receptor) i mogą zwiększać insulinooporność poprzez wpływ na metabolizm lipidów i lipoprotein [27]. Ryzyko hipoglikemii jest zwiększone u chorych przyjmujących jednocześnie sulfonialuresztki i fibraty [28].

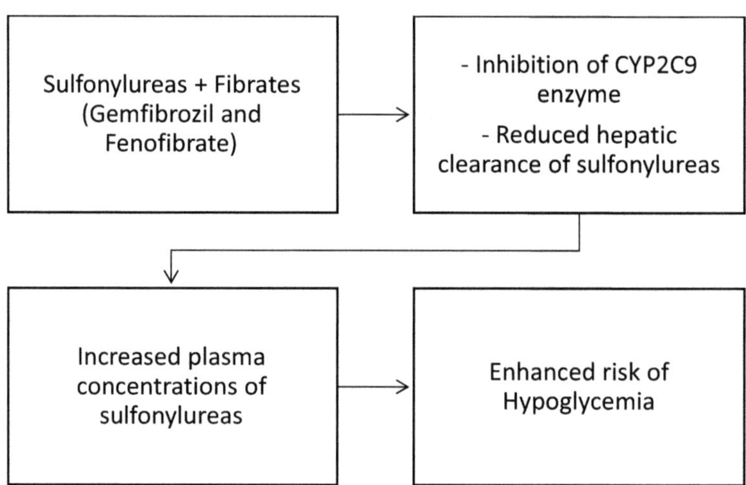

Azolowe leki przeciwgrzybicze:

Azolowe środki przeciwgrzybicze, takie jak worykonazol, mikonazol, ketokonazol, flukonazol, itp. mogą hamować działanie enzymów CYP takich jak CYP2B6, CYP2C9, CYP2C19 i CYP3A4 [29, 30]. Przeciwgrzybicze leki azolowe mogą zakłócać metabolizm sulfonianów poprzez hamowanie enzymów CYP, a ryzyko hipoglikemii jest zwiększone u chorych na cukrzycę przyjmujących jednocześnie sulfonianowe i azolowe leki przeciwgrzybicze [31-33]. Należy zachować ostrożność u chorych przyjmujących jednocześnie leki przeciwgrzybicze w postaci sulfonianów i azoli [34].

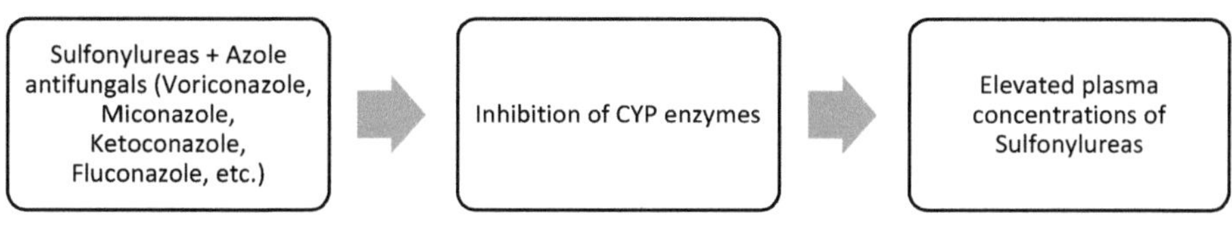

Sulfonamidy:

Sulfonamidy takie jak sulfafenazol, sulfadiazyna, sulfametizol, sulfisoksazol, sulfafenazol i sulfametoksazol są silnymi inhibitorami CYP2C9 [35]. Ryzyko hipoglikemii jest zwiększone poprzez współdziałanie sulfonamidów z sulfonianami [36]. Pacjenci przyjmujący razem sulfonotlenki i sulfonamidy powinni być monitorowani pod kątem występowania objawów hipoglikemii [37].

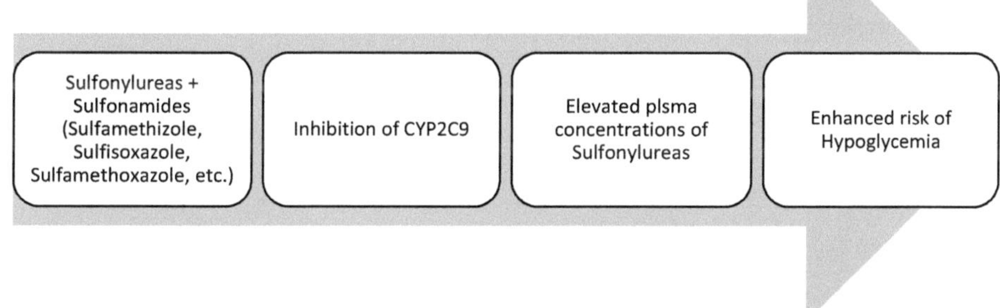

Isoniazid:

Izoniazyd jest silnym inhibitorem izozymów cytochromu P450 takich jak CYP2C9, CYP2C19 i CYP2E1 [38]. Ryzyko hipoglikemii może być zwiększone u chorych przyjmujących jednocześnie sulfonylurany i izoniazyd [39]. Pacjenci stosujący sulfonylukularze i izoniazyd powinni być monitorowani pod kątem objawów i hipoglikemii.

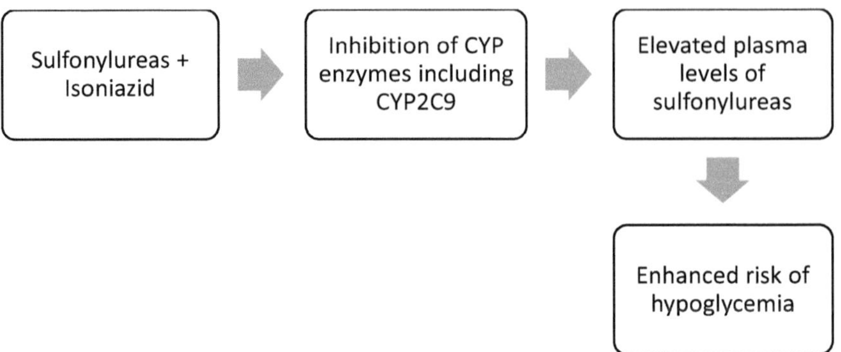

Metronidazol:
Metronidazol jest inhibitorem CYP2C9 [40]. Podanie metronidazolu u chorych przyjmujących sulfonylurany może spowodować zwiększenie stężenia sulfonyluranów w osoczu i w konsekwencji hipoglikemię [41].

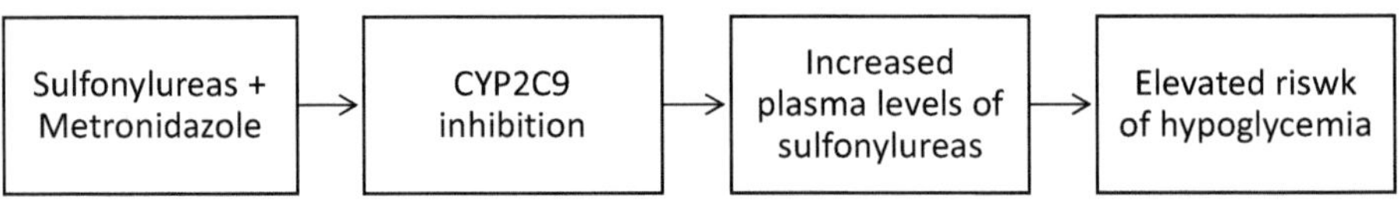

Cymetydyna:
Cymetydyna jest inhibitorem enzymów cytochromu wątrobowego P450 (CYP) [42] i jej jednoczesne stosowanie z sulfonianami może prowadzić do zmniejszenia metabolizmu sulfonianów i w konsekwencji do wzrostu stężenia w osoczu oraz hipoglikemii [43]. Zaleca się monitorowanie stężenia glukozy we krwi i dostosowanie dawkowania [44].

Sulfonylureas + Cimetidine

Decreased CYP-mediated metabolism of Sulfonylureas

Increased plasma levels of sulfonylureas

Elevated riswk of hypoglycemia

Fluvoxamine:

Fluwoksamina jest selektywnym inhibitorem wychwytu zwrotnego serotoniny (Selective Serotonin Reuptake Inhibitor - SSRI) i może hamować metabolizm leków pod wpływem CYP2C9 [45]. Jednoczesne stosowanie fluwoksaminy i sulfonyluranów może prowadzić do hipoglikemii z powodu hamowania metabolizmu sulfonyluranów pod wpływem CYP2C9 przez fluwoksaminę [46]. Należy monitorować objawy i objawy hipoglikemii w przypadku jednoczesnego stosowania fluwoksaminy i sulfonianów [47].

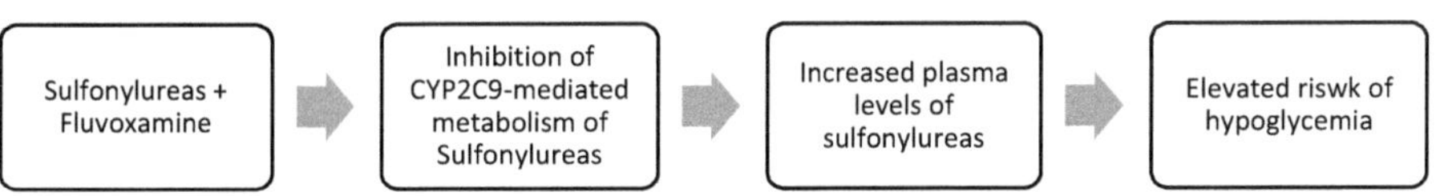

Warfaryna:

S-Warfaryna jest substratem enzymu CYP2C9 [48]. Ryzyko hipoglikemii jest zwiększone u pacjentów przyjmujących sulfonylurany po dodaniu warfaryny. Podwyższone przez warfarynę stężenie sulfonyluranów w osoczu krwi, które wypiera sulfonylurany z wiązania białka i większych dawek warfaryny, hamuje metabolizm sulfonyluranów za pośrednictwem CYP2C9, co prowadzi do hipoglikemii [49].

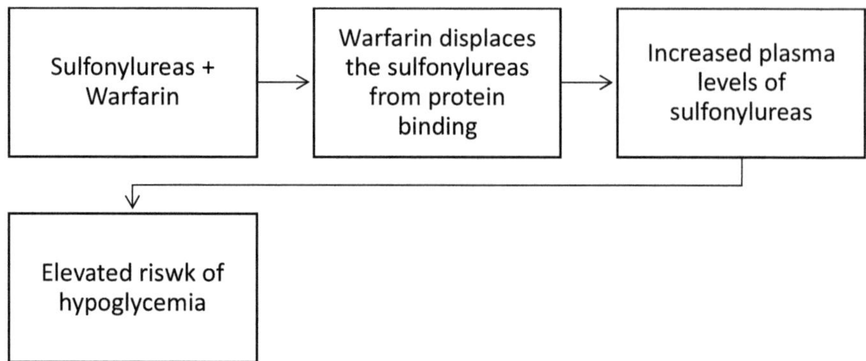

Fenytoina:

Fenytoina jest metabolizowana przez enzym CYP2C9 [50]. Sulfonoglukany mogą hamować metabolizm fenytoiny substratu CYP2C9 [51]. Jednoczesne stosowanie sulfonylureatów i fenytoiny może powodować toksyczność fenytoiny, w tym ciężką bradykardię i niedociśnienie tętnicze [52, 53].

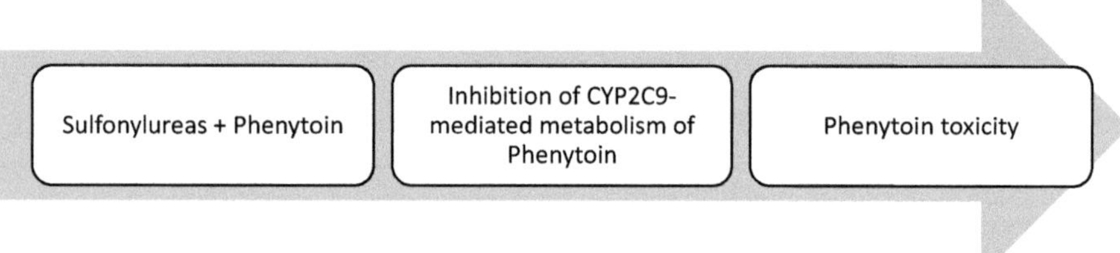

Clopidogrel:

Klopidogrel jest lekiem prodotykowym, a jego bioaktywacja zależy od enzymów CYP, w tym CYP2C9 [54]. Koadministracja sulfonianów z klopidogrelem może prowadzić do zmniejszenia bioaktywacji klopidogrelu i zmniejszenia hamowania płytek krwi [55].

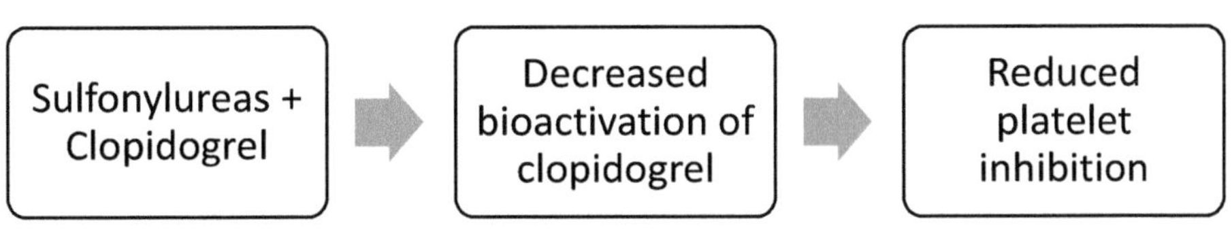

Tikagrelor może być zastąpiony klopidogrelem, jeśli chorzy potrzebują sulfonianu i terapii przeciwpłytkowej razem [56].

Klarytromycyna:

Podłożami transporterów glikoprotein P są sulfonikłureny wraz z glibenklamidem [57], a silnym inhibitorem transporterów glikoprotein P jest klarytromycyna [58]. Jednoczesne stosowanie klarytromycyny i sulfonyluranów powodowało hipoglikemię [59, 60].

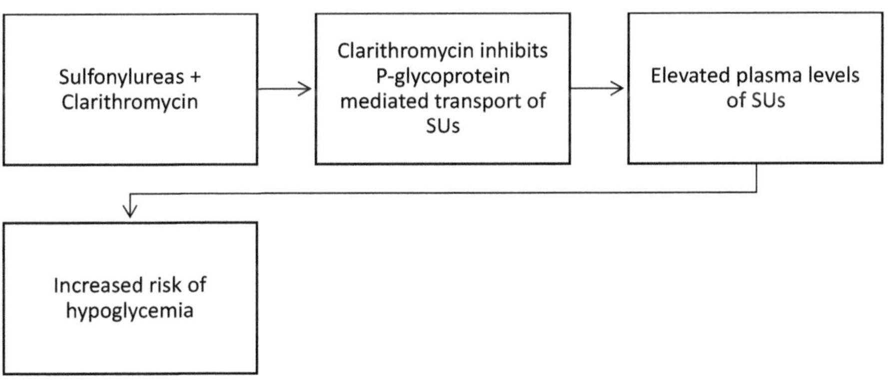

Referencje:

1. Zhang Y, McCoy RG, Mason JE, Smith SA, Shah ND, Denton BT. Środki drugiej linii do kontroli glikemii dla cukrzycy typu 2: czy nowsze środki są lepsze? Pielęgnacja cukrzycy. 2014 maj 1;37(5):1338-45.
2. Sola D, Rossi L, Schianca GP, Maffioli P, Bigliocca M, Mella R, Corlianò F, Fra GP, Bartoli E, Derosa G. Sulfonylureas i ich zastosowanie w praktyce klinicznej. Archiwum nauk medycznych: AMS. 2015 r. 12 sierpnia, 11(4):840.
3. Ma P, Gu B, Ma J, Lingling E, Wu X, Cao J, Liu H. Glimepiryd wywołuje proliferację i różnicowanie osteoblastów szczurów poprzez ścieżkę PI3-kinaza/Akt. Metabolizm. 2010 Mar 31;59(3):359-66.
4. Inukai K, Watanabe M, Nakashima Y, Takata N, Isoyama A, Sawa T, Kurihara S, Awata T, Katayama S. Glimepiryd zwiększa aktywność wewnętrznego proliferatora peroksysomów aktywowanego receptorem-γ w adipocytach 3T3-L1. Komunikacja badań biochemicznych i biofizycznych. 2005 Mar 11;328(2):484-90.
5. Ueba H, Kuroki M, Hashimoto S, Umemoto T, Yasu T, Ishikawa SE, Saito M, Kawakami M. Glimepiryd indukuje produkcję tlenku azotu w komórkach śródbłonka ludzkiej tętnicy wieńcowej drogą zależną PI3-kinase-Akt. Ateroskleroza. 2005 r. 30 listopada; 183(1):35-9.
6. Melander A, Wåhlin-Boll E. Clinical pharmacokinetics of sulfonylureas: a brief review. Annale badań klinicznych. 1982 Dec;15:12-5.
7. Henquin JC. Nieporozumienia i kontrowersje dotyczące właściwości wydzielania insuliny przez antydiabetyczne sulfonylureny. Biochimie. 2017 r. 12 lipca.
8. Panten U, Schwanstecher M, Schwanstecher C. Receptory sulfonomocznika i mechanizm działania sulfonomocznika. Eksperymentalna i kliniczna endokrynologia i cukrzyca. 1996;104(01):1-9.
9. Ashcroft FM. Mechanizmy glikemicznego działania sulfonianów. Badania hormonalne i metaboliczne. 1996 wrzesień, 28(09):456-63.
10. Cascorbi I. Zasady interakcji leków, przykłady i konsekwencje kliniczne. Deutsches Ärzteblatt International. 2012 Aug;109(33-34):546.
11. Neuvonen, P.J. i Kivistö, K.T., 1994. Zwiększenie wchłaniania leków przez leki zobojętniające. *Farmakokinetyka kliniczna*, *27*(2), s. 120-128.

12. Maj M, Schindler C. Klinicznie i farmakologicznie istotne interakcje leków przeciwcukrzycowych. Postępy terapeutyczne w endokrynologii i metabolizmie. 2016 Apr;7(2):69-83.
13. Kivisto KT, Neuvonen PJ. Wpływ cholestraminy i węgla drzewnego aktywowanego na wchłanianie glipizydów. Brytyjskie czasopismo z zakresu farmakologii klinicznej. 1990 Nov 1;30(5):733-6.
14. Brown KS, Armstrong IC, Wang A, Walker JR, Noveck RJ, Swearingen D, Allison M, Kissling JC, Kisicki J, Salazar DE. Wpływ sekwestrantu kwasu żółciowego colesevelam na farmakokinetykę pioglitazonu, repaglinidu, estrogenu estradiolu, norethindronu, lewotyroksyny i glicerydu. The Journal of Clinical Pharmacology. 2010 maj 1;50(5):554-65.
15. Takebayashi K, Aso Y, Inukai T. Rola sekwestrantów kwasu żółciowego w leczeniu cukrzycy typu 2. Światowy dziennik o cukrzycy. 2010 15 listopada, 1(5):146.
16. Holstein A, Beil W, Kovacs P. CYP2C metabolizm doustnych leków przeciwcukrzycowych - wpływ na farmakokinetykę, interakcje lekowe i aspekty farmakogenetyczne. Ekspertyza dotycząca metabolizmu leków i toksykologii. 2012 Grudzień 1;8(12):1549-63.
17. Holstein A, Beil W. Oral antidiabetic drug metabolism: pharmacogenomics and drug interactions. Ekspertyza dotycząca metabolizmu leków i toksykologii. 2009 Mar 1;5(3):225-41.
18. Glaeser H, Drescher S, Eichelbaum M, Fromm MF. Wpływ ryfampicyny na ekspresję i funkcjonowanie enzymów cytochromu P450 w jelicie ludzkim. Brytyjskie czasopismo z zakresu farmakologii klinicznej. 2005 Luty 1;59(2):199-206.
19. Kanebratt KP, Diczfalusy U, Bäckström T, Sparve E, Bredberg E, Böttiger Y, Andersson TB, Bertilsson L. Cytochrome P450 indukcja ryfampicyną u osób zdrowych: oznaczanie przy użyciu koktajlu karolinskiego i endogennego markera CYP3A4 4β-hydroksycholesterolu. Farmakologia kliniczna i terapia. 2008 Nov 1;84(5):589-94.
20. Niemi M, Backman JT, Neuvonen M, Neuvonen PJ, Kivistö KT. Wpływ ryfampiny na farmakokinetykę i farmakodynamikę glicerydów i glipizydów. Farmakologia kliniczna i terapia. 2001 czerwiec 1;69(6):400-6.

21. Park JY, Kim KA, Park PW, Park CW, Shin JG. Wpływ ryfampiny na farmakokinetykę i farmakodynamikę glicerydu. Farmakologia kliniczna i terapia. 2003 Oct 1;74(4):334-40.
22. Surekha V, Peter JV, Jeyaseelan L, Cherian AM. Interakcje lekowe: ryfampicyna i glibenclamid. NARODOWY MEDYCZNY DZIENNIK INDII. 1997 Jan 1;10(1).
23. Wang Z, Gorski JC, Hamman MA, Huang SM, Lesko LJ, Hall SD. Wpływ dziurawca zwyczajnego (Hypericum perforatum) na aktywność ludzkiego cytochromu P450. Farmakologia kliniczna i terapia. 2001 Oct 1;70(4):317-26.
24. Xu H, Williams KM, Liauw WS, Murray M, Day RO, McLachlan AJ. Wpływ dziurawca zwyczajnego i genotypu CYP2C9 na farmakokinetykę i farmakodynamikę glicerydu. Brytyjskie czasopismo z dziedziny farmakologii. 2008 Kwiecień 1;153(7):1579-86.
25. Niemi M, Neuvonen PJ, Kivistö KT. Wpływ gemfibrozilu na farmakokinetykę i farmakodynamikę glimepirydów. Farmakologia kliniczna i terapia. 2001 Nov 1;70(5):439-45.
26. Schelleman H, Han X, Brensinger CM, Quinney SK, Bilker WB, Flockhart DA, Li L, Hennessy S. Pharmacoepidemiologic and in vitro evaluation of potential drug-drug interactions of sulfonylureas with fibrates and statins. Brytyjskie czasopismo z zakresu farmakologii klinicznej. 2014 Wrzesień 1;78(3):639-48.
27. Gross B, Staels B. Agoniści PPAR: leki multimodalne do leczenia cukrzycy typu 2. Najlepsze praktyki i badania Kliniczna Endokrynologia i Metabolizm. 2007 Dec 31;21(4):687-710.
28. Leonard CE, Bilker WB, Brensinger CM, Han X, Flory JH, Flockhart DA, Gagne JJ, Cardillo S, Hennessy S. Ciężka hipoglikemia u osób stosujących środki przeciwcukrzycowe i antyhiperlipidemie. Farmakologia kliniczna i terapia. 2016 maj 1;99(5):538-47.
29. Jeong S, Nguyen PD, Desta Z. Kompleksowa analiza in vitro hamowania worikonazolu przez osiem enzymów cytochromu P450 (CYP): istotny wpływ na CYPs 2B6, 2C9, 2C19 i 3A. Środki antybakteryjne i chemioterapia. 2009 Luty 1;53(2):541-51.

30. Hyland R, Jones BC, Smith DA. Identyfikacja enzymów cytochromu P450 uczestniczących w utlenianiu N worykonazolu. Metabolizm narkotykowy i dyspozycja. 2003 maj 1;31(5):540-7.
31. Shobha JC, Muppidi MR. Interakcja pomiędzy worykonazolem i glimepirydem. Dziennik medycyny podyplomowej. 2010 Jan 1;56(1):44.
32. Schelleman H, Bilker WB, Brensinger CM, Wan F, Hennessy S. Anti-Infectives and the Risk of Severe Hypoglycemia in Users of Glipizide or Glyburide. Farmakologia kliniczna i terapia. 2010 sierpień 1;88(2):214-22.
33. Lomaestro BM, mgr Piatek. Aktualne informacje na temat interakcji leków z azolowymi środkami przeciwgrzybiczymi. Annale Farmakoterapii. 1998 wrzesień;32(9):915-28.
34. Kumar BH, Joshi B, Singh JC, Diwan PV. Interakcje lekowe pomiędzy worykonazolem a doustnymi środkami hipoglikemicznymi u szczurów cukrzycowych. Indyjski dziennik farmakologiczny. 2013 Mar;45(2):155.
35. Komatsu K, Ito K, Nakajima Y, Kanamitsu SI, Imaoka S, Funae Y, Green CE, Tyson CA, Shimada N, Sugiyama Y. Przewidywanie in vivo interakcji lekowych pomiędzy tolbutamidem a różnymi sulfonamidami u ludzi na podstawie doświadczeń in vitro. Metabolizm narkotykowy i dyspozycja. 2000 Apr 1;28(4):475-81.
36. Tan A, Holmes HM, Kuo YF, Raji MA, Goodwin JS. Koadministracja współtrimoksazolu z sulfonianami: przypadki hipoglikemii i sposób użycia. Dzienniki Gerontologii Serii A: Nauki Biomedyczne i Medyczne. 2014 maj 24,70(2):247-54.
37. Ho JM, Juurlink DN. Uwagi przy przepisywaniu trimetoprimu-sulfametoksazolu. Canadian Medical Association Journal. 2011 listopad 8,183(16):1851-8.
38. Self TH, Chrisman CR, Baciewicz AM, Bronze MS. Lek izoniazydowy i interakcje z żywnością. Amerykański dziennik nauk medycznych. 1999 maj 1;317(5):304-11.
39. Boglou P, Steiropoulos P, Papanas N, Bouros D. Hypoglikemia spowodowana interakcją glimepirydów z izoniazydami u pacjenta z cukrzycą typu 2. Raporty ze spraw BMJ. 2013 Apr 16;2013:bcr2012008528.
40. Covvey JR, prokurator okręgowy Lewis. Hipoglikemia wywołana glimepirydami z cyprofloksacyną, metronidazolem i ostrym uszkodzeniem nerek. Apteka szpitalna. 2010 Dec;45(12):934-8.

41. Parekh TM, Raji M, Lin YL, Tan A, Kuo YF, Goodwin JS. Hipoglikemia po przepisaniu leków przeciwdrobnoustrojowych dla starszych pacjentów stosujących sulfonylurany. JAMA internal medicine. 2014 Październik 1;174(10):1605-12.
42. Levine M, Bellward GD. Wpływ cymetydyny na cytochrom wątrobowy P450: dowody na tworzenie się kompleksu pośredniego z metabolitami. Metabolizm narkotykowy i usposobienie. 1995 Dec 1;23(12):1407-11.
43. Kubacka RT, Antal EJ, Juhl RP. Paradoksalny wpływ cymetydyny i ranitydyny na farmakokinetykę i farmakodynamikę glibenklamidu. Brytyjskie czasopismo z zakresu farmakologii klinicznej. 1987 czerwiec 1;23(6):743-51.
44. Archambeaud-Mouveroux F, Nouaille Y, Nadalon S, Treves R, Merle L. Interakcja między gliclicydą i cymetydyną. Europejskie czasopismo farmakologii klinicznej. 1987 wrzesień 1;31(5):631-.
45. Hemeryck A, De Vriendt C, Belpaire FM. Inhibicja CYP2C9 przez selektywne inhibitory wychwytu zwrotnego serotoniny: badania in vitro z użyciem tolbutamidu i (S)-karfaryny przy użyciu mikrosomów ludzkiej wątroby. Europejskie czasopismo farmakologii klinicznej. 1999 luty 12; 54(12):947-51.
46. Madsen H, Enggaard TP, Hansen LL, Klitgaard NA, Brøsen K. Fluvoxamine hamuje katalizowaną biotransformację tolbutamidu CYP2C9. Farmakologia kliniczna i terapia. 2001 styczeń 1;69(1):41-7.
47. Schmider J, Greenblatt DJ, Von Moltke LL, Karsov D, Shader RI. Inhibicja CYP2C9 przez selektywne inhibitory wychwytu zwrotnego serotoniny in vitro: badania nad p-hydroksylacją fenytoiny. Brytyjskie czasopismo z zakresu farmakologii klinicznej. 1997 Nov 1;44(5):495-8.
48. Shaik AN, Grater R, Lulla M, Williams DA, Gan LL, Bohnert T, LeDuc BW. Porównanie kinetyki enzymatycznej warfaryny analizowanej za pomocą LC-MS/MS QTrap i różnicowej spektrometrii ruchowej. Dziennik Chromatografii B. 2016 Jan 1;1008:164-73.
49. Romley JA, Gong C, Jena AB, Goldman DP, Williams B, Peters A. Związek pomiędzy stosowaniem warfaryny z pospolitymi sulfonylureasami a poważnymi zdarzeniami hipoglikemicznymi: retrospektywna analiza kohortowa. BMJ. 2015 7 grudnia 351:h6223.

50. Bajpai M, Roskos LK, Shen DD, Levy RH. Role cytochromu P4502C9 i cytochromu P4502C19 w stereoselektywnym metabolizmie fenytoiny do jej głównego metabolitu. Metabolizm narkotykowy i dyspozycja. 1996 Dec 1;24(12):1401-3.
51. Kim KA, Park JY. Inhibicyjne działanie glicerydu na izoformy ludzkiego cytochromu p450 w mikrosomach ludzkiej wątroby. Metabolizm narkotykowy i usposobienie. 2003 wrzesień 1;31(9):1090-2.
52. Srinivasan G, Wyawahare M, Mathen PG, Subrahmanyam DK. Zagrażająca życiu bradyarytmia z doustnym przedawkowaniem fenytoiny. Journal of pharmacology & pharmacotherapeutics. 2015 r. Julia; 6(3):179.
53. Beech E, Mathur SV, Harrold BP. Toksyczność fenytoiny wytwarzanej przez tolbutamid. BMJ: British Medical Journal. 1988, 17 grudnia 297(6663):1613.
54. Brandt JT, Close SL, Iturria SJ, Payne CD, Farid NA, Ernest CS, Lachno DR, Salazar D, Winters KJ. Powszechne polimorfizmy CYP2C19 i CYP2C9 wpływają na farmakokinetyczną i farmakodynamiczną odpowiedź na klopidogrel, ale nie na prasugrel. Dziennik o zakrzepicy i hemostazie. 2007 Grudzień 1;5(12):2429-36.
55. Harmsze AM, Van Werkum JW, Moral F, Ten Berg JM, Hackeng CM, Klungel OH, De Boer A, Deneer VH. Reaktywność sulfonianów i płytek krwi na klopidogrelu u chorych na cukrzycę typu 2. Płytki. 2011 Mar 1;22(2):98-102.
56. Wang ZY, Chen M, Zhu LL, Yu LS, Zeng S, Xiang MX, Zhou Q. Farmakokinetyczne interakcje leków z klopidogrelem: uaktualniony przegląd i zarządzanie ryzykiem w terapii skojarzonej. Terapia i zarządzanie ryzykiem klinicznym. 2015; 11:449.
57. Golstein PE, Boom A, Van Geffel J, Jacobs P, Masereel B, Beauwens R. P - hamowanie glikoproteiny przez glibenklamid i związki pokrewne. Pflügers Archiv European Journal of Physiology. 1999 Mar 7;437(5):652-60.
58. Eberl S, Renner B, Neubert A, Reisig M, Bachmakov I, König J, Dörje F, Mürdter TE, Ackermann A, Dormann H, Gassmann KG. Rola inhibicji glikoprotein P w interakcjach lekowych. Farmakokinetyka kliniczna. 2007 Dec 1;46(12):1039-49.
59. Bussing R, Gende A. Ciężka hipoglikemia w wyniku interakcji klarytromycyna-sulfonylomocznik. Pielęgnacja cukrzycy. 2002 wrzesień 1;25(9):1659-61.

60. Jayasagar G, Dixit AA, Kishan V, Rao YM. Wpływ klarytromycyny na farmakokinetykę tolbutamidu. Metabolizm narkotykowy i interakcje lekowe. 2000;16(3):207-16.

Zioło - Sulfonylureas Interakcje

Kluczowe punkty:

- Stosowanie leków ziołowych w leczeniu cukrzycy jest coraz bardziej popularne na całym świecie.
- Zioła takie jak dziurawiec zwyczajny i miłorząb dwuklapowy indukują metabolizm sulfonianów CYP2C9, podczas gdy soki owocowe takie jak sok z granatów i sok ananasowy hamują ich metabolizm.
- Ziołowe suplementy przeciwcukrzycowe takie jak Gorzkie melony, Kozieradka, Cynamon, Gymnema, Żeń-szeń, Imbir, Czosnek, Aloes, Sezam, *Andrographis paniculata,* Neem, itp. farmakodynamicznie wzmacniają aktywność hipoglikemiczną sulfonianów.
- Receptujący i farmaceuci powinni być świadomi, że zioła wchodzą w interakcje z sulfonianami, aby zapobiec niepożądanym skutkom.

Stosowanie medycyny komplementarnej i alternatywnej (CAM) jest obecnie powszechne wśród pacjentów z cukrzycą i innymi powszechnymi problemami chronicznymi. Szacuje się, że 9,8-76,0% populacji generalnej na całym świecie korzysta z CAM [1]. Używanie CAM jest wysokie u takich osób jak kobiety, osoby posiadające umiejętność czytania i pisania, osoby pracujące, osoby o słabym zdrowiu fizycznym oraz osoby z cukrzycą lub współwystępującymi chorobami [2]. Ponadto podaje się, że częstość stosowania CAM u chorych na cukrzycę została obliczona w przybliżeniu na 48% [3]. Do najczęściej stosowanych zabiegów CAM wśród chorych na cukrzycę należą leki ziołowe, porady żywieniowe, leczenie duchowe, masaż i medytacja [4].

Stosowanie suplementów ziołowych staje się coraz bardziej popularne wśród ogółu społeczeństwa. Badanie przeprowadzone w Stanach Zjednoczonych wykazało, że około 35% z 26157 uczestników zastosowało co najmniej jeden suplement ziołowy [5]. Nawet 80% ludności w krajach rozwijających się stosuje tradycyjne leki ziołowe, jak szacuje Światowa Organizacja Zdrowia [6].

Badanie z Arabii Saudyjskiej, obejmujące 228 chorych na cukrzycę, wykazało, że 24,6% uczestników stosowało suplementy ziołowe [7], a irackie badanie przeprowadzone wśród 884 chorych na cukrzycę wykazało, że 17,3% (153 respondentów) z nich stosowało suplementy ziołowe [8].

Do leków przeciwcukrzycowych Sulfonylurea należą leki pierwszej generacji (Tolbutamid, Chlorpropamid itp.) oraz leki drugiej generacji (Gliclazide, Glipizide, Glibenclamide). Leki ziołowe mogą wchodzić w interakcję z sulfonyluranem farmakokinetycznie i farmakodynamicznie.

Interakcje farmakokinetyczne:

Leki przeciwcukrzycowe sulfonomocznika są metabolizowane głównie przez enzym Cytochrome P450 2C9 (CYP2C9) [9] i w mniejszym stopniu przez enzym CYP3A4 [10]. Dlatego też leki ziołowe zdolne do modulowania enzymów CYP mogą oddziaływać farmakokinetycznie z sulfonianami. (Tabela 4.2)

Tabela 4.2. Zioło farmakokinetyczne - interakcje sulfonianowe

Leki współdziałające	**Mechanizm interakcji**	**Komentarze**
Dziurawiec zwyczajny (Hypericum perforatum)	Dziurawiec zwyczajny może indukować metabolizm sulfonyluranów pod wpływem CYP i zmniejszać ich stężenie w osoczu.	Należy monitorować objawy zmniejszonej aktywności hipoglikemicznej sulfonianów glukozy u chorych na cukrzycę przyjmujących kombinację sulfonianów glukozy i dziurawca zwyczajnego [12].

Ginkgo biloba	Ginkgo biloba może zmniejszać stężenie sulfonianów w osoczu [14].	Hipoglikemiczne działanie sulfonylurostów może być zmniejszone.
Granat granatowy (Punica granatam) Sok	Sok z granatów może hamować metabolizm sulfonianów za pośrednictwem CYP2C9.	Sok granatowy potęguje hipoglikemiczne działanie tolbutamidu [15].
Sok ananasowy	Sok ananasowy może hamować metabolizm sulfonyluranów za pośrednictwem CYP2C9.	Stężenia sulfonyluranów w osoczu mogą być podwyższone przez sok ananasowy.

Dziurawiec zwyczajny (Hypericum perforatum):
Dziurawiec zwyczajny to lek ziołowy popularnie stosowany w leczeniu depresji. Może on indukować wiele enzymów CYP, w tym CYP3A4 i CYP2C9[11]. Stężenie gliclicydu w osoczu zmniejszyło się w wyniku jednoczesnego stosowania dziurawca zwyczajnego, który może indukować metabolizm glicydu za pośrednictwem CYP. Zaleca się monitorowanie objawów zmniejszonej aktywności hipoglikemicznej sulfonyluranów u chorych na cukrzycę przyjmujących kombinację sulfonyluranów i dziurawca zwyczajnego [12].

Ginkgo biloba:
Ginkgo biloba może być przydatny w leczeniu niektórych zaburzeń neurologicznych, psychologicznych i behawioralnych.
W badaniach na zwierzętach [13] i klinicznych [14] stwierdzono, że metabolizm tolbutamidu za pośrednictwem CYP2C9 był istotnie indukowany przez ekstrakt z miłorzębu japońskiego (Ginkgo biloba), co skutkowało obniżeniem stężenia w osoczu i zmniejszeniem efektu hipoglikemicznego tolbutamidu.

Granat granatowy (Punica granatam) Sok:
Sok granatowy może hamować aktywność CYP2C9 i potęgować efekt hipoglikemiczny tolbutamidu [15].

Sok ananasowy:
Sok ananasowy zawiera bromelinę jako główny składnik i wykazano, że aktywność CYP2C9 była silnie hamowana przez sok ananasowy in vitro [16]. Sok ananasowy może hamować metabolizm sulfonyluranów pod wpływem CYP2C9 i zwiększać ich stężenie w osoczu krwi ze względu na bardzo silne działanie hamujące CYP2C9 in vitro.

Interakcje farmakodynamiczne:
Stosowanie ziół przeciwcukrzycowych jest powszechne wśród pacjentów z cukrzycą. Sulfonylurany są silnymi lekami przeciwcukrzycowymi, a ich jednoczesne stosowanie z niektórymi ziołami o działaniu przeciwcukrzycowym może zwiększać ryzyko hipoglikemii (tabela 4.3).

Tabela 4.3. Zioło farmakodynamiczne - interakcje sulfonianowe

Leki współdziałające	**Mechanizm interakcji**	**Komentarze**
Gorzki arbuz (Karela) [*Momordica charantia]*	Gorzki melon może obniżać poziom cukru we krwi poprzez wykazywanie aktywności podobnej do sulfonomocznika [18], poprawę tolerancji glukozy [19, 20], zmniejszenie insulinooporności [21], zwiększenie wychwytu glukozy z tkanek [22, 23] lub zwiększenie	Dodatnie zmniejszenie stężenia glukozy we krwi może nastąpić w przypadku regularnego stosowania sulfonianów glukozy u pacjentów spożywających gorzkiego arbuza [26].

	wrażliwości na insulinę [24].	
Fenugreek [*Trigonella foenum-graceum]*	Kozieradka może wykazywać aktywność hipoglikemiczną poprzez zwiększenie insulinooporności adipocytów [30] i wątroby [31], zwiększenie wychwytu glukozy [32], zwiększenie aktywności enzymów wątrobowych, takich jak glikokinaza i heksokinaza [33], podwyższenie stężenia insuliny w surowicy [34] i zwiększenie insulinowrażliwości [35].	Stosowanie kozieradki u pacjentów przyjmujących sulfonylurany może dodatkowo obniżyć stężenie glukozy we krwi [36, 36].
Cynamon	Antyhiperglikemiczne działanie cynamonu może wystąpić poprzez naśladowanie aktywności mimetycznej insuliny [42, 43], zmniejszenie insulinooporności [44, 45], hamowanie enzymów α-amylazy trzustkowej i α-glukozydazy [46], zwiększenie wychwytu	Konieczne może być dostosowanie dawki sulfonyluranów, jeśli chory przyjmuje jednocześnie cynamon [51].

	glukozy [47], stymulację syntezy glikogenu [48], hamowanie glukoneogenezy [49] i opóźnione opróżnianie żołądka [50].	
Gymnema [*Gymnema sylvestre*]	Gymnema może zmniejszać stężenie glukozy poprzez opóźnianie wchłaniania glukozy [57], zwiększanie wydzielania insuliny [58-60], zwiększanie poboru glukozy w wątrobie, nerkach i mięśniach [61] oraz indukowanie naprawy lub regeneracji trzustkowych komórek beta [62, 63].	Jednoczesne stosowanie sulfonylureatów i Gymnemy może prowadzić do nasilenia efektów hipoglikemicznych [64, 65].
Żeń-szeń	Żeń-szeń może wytwarzać swoje działanie antyhiperglikemiczne poprzez stymulację produkcji insuliny i zapobieganie utracie komórek β [70-72], stymulację uwalniania insuliny [73-76], poprawę wrażliwości na insulinę [77-79],	Żeń-szeń może potęgować aktywność hipoglikemiczną sulfonianów [90].

	zmniejszenie oporności na insulinę [80, 81], zwiększenie poboru glukozy [82-84], hamowanie produkcji glukozy w wątrobie [85, 86], poprawę regulacji poziomu glukozy i insuliny w osoczu [87] oraz poprawę ekspresji receptorów aktywowanych przez proliferatory peroksyzomowe (PPARγ) [88, 89].	
Ginger [*Zingiber officinale]*	Imbir może wykazywać aktywność przeciwzakrzepową poprzez poprawę insulinooporności [94, 95], zwiększenie wychwytu glukozy [96, 97], zwiększenie syntezy insuliny [98], zmniejszenie glukoneogenezy i glikogenolizy oraz zwiększenie glikogenezy [99] i hamowanie enzymów α-glukozydazy i α-amylazy [100].	Stężenie glukozy we krwi powinno być monitorowane u chorych przyjmujących razem sulfonian wapnia i imbiru, aby uniknąć wystąpienia hipoglikemii [101].

Czosnek [Allium Sativum]	Czosnek może zmniejszać stężenie glukozy we krwi poprzez bezpośrednią lub pośrednią stymulację wydzielania insuliny [106, 107], zwiększone wykorzystanie glukozy [108] i spowolnienie wchłaniania glukozy [109].	Należy zachować ostrożność u chorych przyjmujących razem sulfonian wapnia i czosnek [110, 111].
Aloe vera [*Aloe barbadensis miller]*	Aloes może wywierać aktywność hipoglikemiczną, poprawiając insulinooporność [118-120], stymulując uwalnianie insuliny [121], hamując aktywność α-amylazy trzustkowej [122], zwiększając wykorzystanie glukozy i hamując jej produkcję [123].	Aloes może potęgować hipoglikemiczne działanie sulfonianów [124].
Olej sezamowy [*Sesamum indicum]*	Chorzy na cukrzycę mogą preferować olej sezamowy, ponieważ zmniejsza on szkodliwe skutki cukrzycy poprzez poprawę kontroli glukozy, ciśnienia	Olej sezamowy może poprawić hiperglikemię chorych przyjmujących sulfonylurany [136].

	krwi, poziomu lipidów oraz zdrowia serca i nerek [132-135].	
Andrographis paniculata:	Androdrografolid *Andrographis paniculata* zmniejszał stężenie glukozy w osoczu krwi szczurów chorych na cukrzycę wywołaną streptozotokiną poprzez zwiększenie wykorzystania glukozy [137].	Należy zachować ostrożność stosując *Andrographis paniculata* (Androdrographolide) u chorych przyjmujących sulfonylukularze, aby uniknąć ryzyka hipoglikemii [138].
Neem (Azadirachta indica):	A. indica wykazały obniżenie poziomu glukozy we krwi poprzez poprawę metabolizmu węglowodanów poprzez stymulację komórek β u myszy chorych na cukrzycę wywołaną streptozotokiną [140].	Jednoczesne stosowanie ekstraktu wodnego A. indica z glicicerydem dało dobrą kontrolę nad poziomem glukozy we krwi [141].

Gorzkiego arbuza lub gorzkiego gourda (*Momordica charantia*):
Arbuz (Karela) jest warzywem tropikalnym i podzwrotnikowym i jest tradycyjnie stosowany w leczeniu cukrzycy, bólu brzucha, żółtaczki, kaszlu, chorób układu oddechowego, chorób skóry, ran, wrzodów, podagry i reumatyzmu itp. Jest ona powszechnie włączona do diety azjatyckiej. Gorzki melon może obniżać poziom cukru we krwi poprzez wykazywanie aktywności podobnej do sulfonomocznika

[18], poprawę tolerancji glukozy [19, 20], zmniejszenie insulinooporności [21], zwiększenie wychwytu glukozy z tkanek [22, 23] lub zwiększenie wrażliwości na insulinę [24]. Do aktywnych zasad, które mogą być odpowiedzialne za aktywność hipoglikemiczną gorzkiego melona, należą polipeptyd P, współrzędne macierzyste, charantina i vicina [25, 26]. Dodatkowe obniżenie poziomu glukozy we krwi może nastąpić w przypadku regularnego stosowania sulfonianów glukozy u pacjentów spożywających gorzkiego arbuza. Cukier we krwi powinien być monitorowany, a dostosowanie dawkowania sulfonianów może być konieczne w celu uniknięcia powikłań hipoglikemicznych.

Fenugreek (*Trigonella foenum-graceum*):
Kozieradka jest popularną przyprawą i jest produkowana głównie na subkontynencie indyjskim. Tradycyjne zastosowania kozieradki obejmują leki przeciwcukrzycowe, przeciwbólowe, przeciwzapalne, przeciwmiażdżycowe, karmiące, przeczyszczające, przeciwskurczowe, przeciwnowotworowe, pobudzające seksualnie, ściągające, kardio-toniczne, przeciwnadciśnieniowe, przeciwnowotworowe, przeciwzapalne, pobudzające laktację i oksytoczne [27]. Kozieradka zawiera takie składniki jak węglowodany, białka, lipidy, alkaloidy, flawonoidy, włókna, saponiny, saponiny steroidowe, witaminy, minerały, itp. [28]. Hipoglikemiczna aktywność kozieradki jest jednak w dużej mierze zdeterminowana przez aktywne zasady, takie jak 4-hydroksyleucyna, bogate w galaktomannan włókno i saponina [29]. Kozieradka może wykazywać aktywność hipoglikemiczną poprzez zwiększenie insulinooporności adipocytów [30] i wątroby [31], zwiększenie wychwytu glukozy [32], zwiększenie aktywności enzymów wątrobowych, takich jak glikokinaza i heksokinaza [33], podwyższenie stężenia insuliny w surowicy [34] i zwiększenie insulinowrażliwości [35]. Stosowanie kozieradki u chorych przyjmujących sulfonian wapnia może dodatkowo obniżyć stężenie glukozy we krwi [36, 37].

Cynamon:
Cynamon jest wewnętrzną korą drzew z rodzaju Cinnamomum. Cynamon jest powszechnie stosowany jako przyprawa w wielu krajach. Na całym świecie dostępnych jest wiele gatunków cynamonu, w tym cynamon prawdziwy lub cynamon ze Sri Lanki lub cynamon cejloński (*Cinnamomum verum* lub *Cinnamomum zeylanicum), cynamon chiński* lub cynamon cassia *(Cinnamomum*

cassia), cynamon indonezyjski (*Cinnamomum burmannii)*, cynamon wietnamski lub cynamon sajgonski (*Cinnamomum loureiroi)* itp. Wiele badań potwierdziło, że cynamon ma działanie przeciwcukrzycowe, obniżające poziom cholesterolu, przeciwutleniające, przeciwnowotworowe, przeciwzapalne, przeciwbakteryjne, sercowo-naczyniowe i immunomodulacyjne [39]. Aktywne składniki chemiczne cynamonu obejmują aldehyd cynamonowy, kumaryny, olejki eteryczne, procyjanidyny itp. [40]. Antyhiperglikemiczne działanie cynamonu może wystąpić poprzez naśladowanie aktywności mimetycznej insuliny [41, 42], zmniejszenie insulinooporności [43, 44], hamowanie enzymów α-amylazy trzustkowej i α-glukozydazy [45], zwiększenie wychwytu glukozy [46], stymulację syntezy glikogenu [47], hamowanie glukoneogenezy [48] i opóźnione opróżnianie żołądka [49]. Aby zapobiec hipoglikemii, konieczne może być dostosowanie dawki sulfonyluranów, jeśli chory przyjmuje cynamon jednocześnie [50].

Gymnema (*Gymnema sylvestre):*

Gymnema jest ziołem występującym głównie w Indiach i Srilance. Tradycyjnie Gymnema stosowana jest w leczeniu cukrzycy, dyspepsji, zaparć, żółtaczki, hemoroidów, kardiopatii, astmy, zapalenia oskrzeli i leukodermii. Ponadto stwierdzono, że zawiera on właściwości przeciwcukrzycowe, przeciw otyłości, hipolipidemiczne, przeciwbakteryjne, przeciwutleniające, moczopędne, przeciwrobacze i przeciwzapalne [51-53]. Aktywne fitokonstytuanty Gymnemy obejmują saponiny triterpenowe (kwasy gymnemowe i gymnemasaponiny, gymnemasidy), flawony, antrachinony, żywice, alkaloidy itp. [54, 55]. Kwasy gymnemowe *Gymnema odpowiadają* za aktywność przeciwcukrzycową. Gymnema może zmniejszać stężenie glukozy poprzez opóźnianie wchłaniania glukozy [56], zwiększanie wydzielania insuliny [57-59], zwiększanie poboru glukozy w wątrobie, nerkach i mięśniach [60] oraz indukowanie naprawy lub regeneracji trzustkowych komórek beta [61, 62]. Jednoczesne stosowanie sulfonianów i Gymnemy może prowadzić do nasilenia efektów hipoglikemicznych [63- 65].

Żeń-szeń:

Korzeń żeń-szenia jest popularnym zielem i istnieje wiele odmian żeń-szenia, w tym żeń-szeń azjatycki lub koreański (*Panax ginseng)* oraz żeń-szeń amerykański (*Panax quinquefolius)* [66]. Żeń-szeń jest stosowany w tradycyjnej medycynie chińskiej (TCM) w leczeniu cukrzycy, impotencji, anoreksji, bezsenności, kołatania serca, duszności i krwotoku [67]. Substancje czynne występujące w żeń-szeniu to: ginsenozydy, polisacharydy, poliyny, flawonoidy, peptydy, alkohole poliacetylenowe i oleje lotne [68]. Większość farmakologicznie czynnych składników żeń-szenia to ginsenozydy, które mają właściwości antyoksydacyjne, przeciwzapalne, antyrakowe i immunostymulujące [69]. Zaproponowano różne mechanizmy redukcji glukozy we krwi wywołanej żeń-szeniem. Żeń-szeń może wytwarzać swoje działanie antyhiperglikemiczne poprzez stymulację produkcji insuliny i zapobieganie utracie komórek β [70-72], stymulację uwalniania insuliny [73-76], poprawę wrażliwości na insulinę [77-79], zmniejszenie oporności na insulinę [80, 81], zwiększenie wychwytywania glukozy [82-84], hamowanie produkcji glukozy w wątrobie [85, 86], poprawę regulacji poziomu glukozy i insuliny w osoczu [87] oraz poprawę ekspresji receptorów aktywowanych przez proliferatory peroksyzomowe (PPARγ) [88, 89]. Żeń-szeń może potęgować aktywność hipoglikemiczną sulfonianów [90].

Ginger (Zingiber officinale):

Korzeń imbiru jest używany jako przyprawa do gotowania w żywności. Imbir tradycyjnie stosuje się w leczeniu różnych schorzeń, takich jak cukrzyca, astma, udar mózgu, zaparcia, reumatyzm, choroby nerwowe, zapalenie dziąseł, bóle zębów itp. [91]. Badania fitochemiczne imbiru wykazały, że zawiera on terpeny (zingiberen, β-bisabolen, α-farnezen, β-sesquiphellandren i α-kurken), związki fenolowe (gingerol, paradole i szogaol), aminokwasy, surowe włókno, popiół, białko, fitosterole, witaminy i minerały [92, 93]. Imbir może wykazywać aktywność przeciwzakrzepową poprzez poprawę insulinooporności [94, 95], zwiększenie wychwytu glukozy [96, 97], zwiększenie syntezy insuliny [98], zmniejszenie glukoneogenezy i glikogenolizy oraz zwiększenie glikogenezy [99] i hamowanie enzymów α-glukozydazy i α-amylazy [100]. Stężenie glukozy we krwi powinno być monitorowane u chorych przyjmujących razem sulfonian wapnia i imbiru, aby uniknąć wystąpienia hipoglikemii [101].

Czosnek (Allium Sativum):

Czosnek jest naturalną rośliną leczniczą i jest stosowany jako substancja aromatyczna w preparatach spożywczych. Czosnek okazał się pomocny w obniżaniu poziomu cukru we krwi, obniżaniu poziomu cholesterolu, zapobieganiu chorobom sercowo-naczyniowym, regulowaniu ciśnienia krwi, skutecznym przeciwdziałaniu infekcjom bakteryjnym, wirusowym, grzybiczym i pasożytniczym, wzmacnianiu układu odpornościowego itp. Do fitozwiązków czosnku należą związki siarki (Allicyna, Alliina i Agoen), oleje lotne, enzymy (Allinaza, Peroksydaza i Miracynaza), węglowodany (Sacharoza i Glukoza), minerały (Selen), aminokwasy (cysteina, glutamina, izoleucyna i metionina), bioflawonoidy (kwercetyna i cyjanidyna, allistyna I i allistyna II) oraz witaminy (C, E, A, niacyna, B1 i B2 oraz betakaroten [103]. Związki siarki z czosnkiem są związane z aktywnością hipoglikemiczną [104, 105]. Czosnek może zmniejszać stężenie glukozy we krwi poprzez bezpośrednią lub pośrednią stymulację wydzielania insuliny [106, 107], zwiększone wykorzystanie glukozy [108] i spowolnienie wchłaniania glukozy [109]. Należy zachować ostrożność u chorych przyjmujących razem sulfonian wapnia i czosnek [110, 111].

Aloe vera (Aloe barbadensis miller*)*:

Aloes jest tradycyjnie stosowany do leczenia różnych schorzeń w wielu krajach. Aktywne składniki aloesu obejmują *antrachinony (*polędwica, barbaloin, izobarbaloin, antrapol itp.).), *Hormony (*auksyny i gibereliny), *Enzymy (*cyklooksygenaza, oksydaza, amylaza, katalaza, lipaza, fosfataza alkaliczna, karboksypeptydaza), *Witaminy (*B1, B2, B6, cholina, kwas foliowy, C, α-tokoferol, β-karoten), *Minerały (*wapń, sód, chlor, mangan, cynk, chrom itd.), *cukru (*celuloza, glukoza, mannoza itp.), *aminokwasów* (lizyny, teroniny, waliny, leucyny, izoleucyny, fenyloalaniny, metioniny) [112-114]. Aloes posiada właściwości lecznicze, takie jak przeciwcukrzycowe, przeciwbakteryjne, przeciwwirusowe, przeciwgrzybicze, przeciwzapalne, przeciwnowotworowe, przeciwutleniające, gojące rany, immunostymulujące itp. Aloes może wywierać aktywność hipoglikemiczną, poprawiając insulinooporność [118-120], stymulując uwalnianie insuliny [121], hamując aktywność α-amylazy trzustkowej [122], zwiększając wykorzystanie glukozy i hamując jej produkcję [123].
Hipoglikemiczne działanie sulfonylureatów może być wzmocnione przez podanie Aloe vera [124].

Olej sezamowy (Sesamum indicum):

Olej sezamowy jest szeroko stosowany do gotowania w południowych Indiach i innych częściach świata. Olej sezamowy składa się z lignanów (sesamina, sezamolina), minerałów, witamin, fitosteroli, nienasyconych kwasów tłuszczowych (kwas linolowy, oleinowy itp.) oraz tokoferoli [125-127]. Wiele badań wykazało, że olej sezamowy ma działanie antyoksydacyjne, przeciwnadciśnieniowe, antyhyperlipidemiczne, antyhyperglikemiczne, antyrakowe i immunoregulacyjne [128-131]. Chorzy na cukrzycę mogą preferować olej sezamowy, ponieważ zmniejsza on szkodliwe skutki cukrzycy poprzez poprawę kontroli glukozy, ciśnienia krwi, poziomu lipidów oraz zdrowia serca i nerek [132-135]. Hiperglikemię chorych przyjmujących sulfonylurany można synergistycznie poprawić poprzez spożycie oleju sezamowego [136].

Andrographis paniculata:

Andrographis paniculata jest rośliną leczniczą stosowaną tradycyjnie w leczeniu różnych chorób, takich jak infekcje, problemy z wątrobą, cukrzyca, itp. Głównym składnikiem *Andrographis paniculata* jest Androdrographolide, który zmniejszył stężenie glukozy w osoczu krwi szczurów cukrzycowych wywołanych streptozotokiną poprzez zwiększenie wykorzystania glukozy [137]. Hipoglikemiczne działanie glicerydu zostało znacznie wzmocnione przez koadministrację z Androdrografolidem. Preparaty ziołowe zawierające *Andrographis paniculata* (Androdrographolide) powinny być stosowane u chorych przyjmujących sulfonylukularze ze szczególną uwagą, aby uniknąć ryzyka hipoglikemii [138].

Neem (Azadirachta indica):

Azadirachta indica jest tradycyjnie stosowaną rośliną leczniczą, która ma działanie przeciwzapalne, immunostymulujące i hipoglikemiczne [139]. A. indica wykazały obniżenie poziomu glukozy we krwi poprzez poprawę metabolizmu węglowodanów poprzez stymulację komórek β u myszy chorych na cukrzycę wywołaną streptozotokiną [140]. Jednoczesne stosowanie ekstraktu wodnego A. indica z glicliцerydem dało dobrą kontrolę nad poziomem glukozy we krwi [141].

Referencje:

1. Harris PE, Cooper KL, Relton C, Thomas KJ. Częstość występowania stosowania medycyny komplementarnej i alternatywnej (CAM) w populacji ogólnej: przegląd systematyczny i aktualizacja. Międzynarodowe czasopismo praktyki klinicznej. 2012 Październik 1;66(10):924-39.
2. Egede LE, Ye X, Zheng D, Silverstein MD. Częstość występowania i wzór stosowania medycyny komplementarnej i alternatywnej u osób chorych na cukrzycę. Pielęgnacja cukrzycy. 2002 luty 1;25(2):324-9.
3. Garrow D, Egede LE. Związek pomiędzy stosowaniem medycyny komplementarnej i alternatywnej, praktykami w zakresie profilaktyki oraz korzystaniem z konwencjonalnych usług medycznych przez osoby dorosłe chore na cukrzycę. Pielęgnacja cukrzycy. 2006 Jan 1;29(1):15-9.
4. Chang HY, Wallis M, Tiralongo E. Stosowanie medycyny komplementarnej i alternatywnej wśród osób chorych na cukrzycę: przegląd literatury. Dziennik zaawansowanej pielęgniarki. 2007 maj 1;58(4):307-19.
5. Rashrash M, Schommer JC, Brown LM. Częstość występowania i przewidywania dotyczące stosowania leków ziołowych wśród dorosłych w Stanach Zjednoczonych. Dziennik doświadczeń pacjenta. 2017 wrzesień;4(3):108-13.
6. Qi Z. WHO Strategia Medycyny Tradycyjnej na lata 2014-2023.
7. Algothamy AS, Alruqayb WS, Abdallah MA, Mohamed KM, Albarraq AA, Maghrabi IA. Częstość stosowania leków ziołowych jako środków przeciwcukrzycowych na obszarze Taif w Królestwie Arabii Saudyjskiej. Przewaga. 2014 Wrzesień 1;3(3):137-40.
8. Al-Asadi JN, Salih N. Herbal remedies use among diabetic patients in Nassyria, Iraq. Przewaga otyłości dziecięcej wśród uczniów szkół podstawowych w Erbil City... str. 4. 2012;7(10):1040.
9. Holstein A, Beil W, Kovacs P. CYP2C metabolizm doustnych leków przeciwcukrzycowych - wpływ na farmakokinetykę, interakcje lekowe i aspekty farmakogenetyczne. Ekspertyza dotycząca metabolizmu leków i toksykologii. 2012 Grudzień 1;8(12):1549-63.
10. Holstein A, Beil W. Oral antidiabetic drug metabolism: pharmacogenomics and drug interactions. Ekspertyza dotycząca metabolizmu leków i toksykologii. 2009 Mar 1;5(3):225-41.

11. Wanwimolruk S, Prachayasittikul V. Cytochrom P450 - interakcje pomiędzy lekami ziołowymi za pośrednictwem enzymu P450 (część 1). Dziennik EXCLI. 2014;13:347.
12. Xu H, Williams KM, Liauw WS, Murray M, Day RO, McLachlan AJ. Wpływ dziurawca zwyczajnego i genotypu CYP2C9 na farmakokinetykę i farmakodynamikę glicerydu. Brytyjskie czasopismo z dziedziny farmakologii. 2008 Kwiecień 1;153(7):1579-86.
13. Sugiyama T, Kubota Y, Shinozuka K, Yamada S, Wu J, Umegaki K. Ekstrakt z miłorzębu japońskiego modyfikuje hipoglikemiczne działanie tolbutamidu za pośrednictwem cytochromu wątrobowego P450. Nauki przyrodnicze. 2004 Lipiec 16;75(9):1113-22.
14. Uchida S, Yamada H, Li XD, Maruyama S, Ohmori Y, Oki T, Watanabe H, Umegaki K, Ohashi K, Yamada S. Wpływ wyciągu z miłorzębu japońskiego biloba na farmakokinetykę i farmakodynamikę tolbutamidu i midazolamu u zdrowych ochotników. The Journal of Clinical Pharmacology. 2006 Nov 1;46(11):1290-8.
15. Chakraborty M, Ahmed MG, Bhattacharjee A. Możliwość interakcji tolbutamidu z sokiem z granatów z powikłaniami wywołanymi cukrzycą u szczurów. Badania nad medycyną integracyjną. 2017 grudnia 1;6(4):354-60.
16. Hidaka M, Nagata M, Kawano Y, Sekiya H, Kai H, Yamasaki K, Okumura M, Arimori K. Inhibitoryzujące działanie soków owocowych na aktywność cytochromu P450 2C9 in vitro. Bioscience, biotechnologii i biochemii. 2008 Luty 23; 72(2):406-11.
17. Grover JK, Yadav SP. Działania farmakologiczne i potencjalne zastosowania Momordica charantia: przegląd. Dziennik etnofarmakologii. 2004 Lipiec 31;93(1):123-32.
18. Rotshteyn Y, Zito SW. Zastosowanie zmodyfikowanej procedury przesiewowej in vitro do identyfikacji ziół o aktywności zbliżonej do sulfonomocznika. Dziennik etnofarmakologii. 2004 r. 31 sierpnia 93(2):337-44.
19. Leatherdale BA, Panesar RK, Singh G, Atkins TW, Bailey CJ, Bignell AH. Poprawa tolerancji glukozy dzięki Momordica charantia (karela). Br Med J (Clin Res Ed). 1981 czerwiec 6,282(6279):1823-4.

20. Welihinda J, Karunanayake EH, Sheriff MH, Jayasinghe KS. Wpływ Momordica charantia na tolerancję glukozy w cukrzycy dojrzałej. Dziennik etnofarmakologii. 1986 wrzesień 1;17(3):277-82.
21. Miura, T., Itoh, C., Iwamoto, N., Kato, M., Kawai, M., Park, S.R. i Suzuki, I., 2001. Aktywność hipoglikemiczna owocu Momordica charantia u myszy cukrzycowych typu 2. *Journal of nutritional science and vitaminology*, *47*(5), s. 340-344.
22. Cummings, E., Hundal, H.S., Wackerhage, H., Hope, M., Belle, M., Adeghate, E. i Singh, J., 2004. Sok z owoców Momordica charantia stymuluje pobór glukozy i aminokwasów w miotubach L6. *Biochemia molekularna i komórkowa*, *261*(1), str.99-104.
23. Shane-McWhorter, L., 2001. Biologiczne terapie uzupełniające: skupienie się na produktach botanicznych w cukrzycy. *Widmo cukrzycy*, *14*(4), s. 199-208.
24. Sridhar MG, Vinayagamoorthi R, Suyambunathan VA, Bobby Z, Selvaraj N. Bitter gourd (Momordica charantia) poprawia wrażliwość na insulinę poprzez zwiększenie fosforylacji tyrozyny IRS-1 w mięśniach szkieletowych u wysokotłuszczowych szczurów. British Journal of Nutrition. 2008 Apr;99(4):806-12.
25. Basch E, Gabardi S, Ulbricht C. Bitter melon (Momordica charantia): przegląd skuteczności i bezpieczeństwa. American Journal of Health-System Pharmacy. 2003 luty 1;60(4):356-9.
26. Tongia A, Tongia SK, Dave M. Oznaczanie fitochemiczne i ekstrakcja owocu Momordica charantia i jego hipoglikemicznego wzmocnienia doustnych leków hipoglikemicznych w cukrzycy (NIDDM). Indyjskie czasopismo z zakresu fizjologii i farmakologii. 2004 Kwiecień 4;48(2):241-4.
27. Bahmani, M., Shirzad, H., Mirhosseini, M., Mesripour, A. i Rafieian-Kopaei, M., 2016. Przegląd zastosowań etnobotanicznych i terapeutycznych kozieradki (Trigonella foenum-graceum L). *Journal of evidence-based complementary & alternative medicine, 21*(1*)*, s. 53-62.
28. Wani SA, Kumar P. Fenugreek: Przegląd jego właściwości nutraceutycznych i wykorzystania w różnych produktach spożywczych. Dziennik Saudyjskiego Towarzystwa Nauk Rolniczych. 2016 r. 27 stycznia.
29. Goyal S, Gupta N, Chatterjee S. Badający potencjał terapeutyczny Trigonella foenum-graecum L. jako naszego mechanizmu obronnego przed kilkoma chorobami ludzkimi. Dziennik toksykologii. 2016 r. 18 stycznia 2016 r.

30. Yu H, Wu M, Lu FR, Xie J, Zheng N, Qin Y, Gao F, Du W, Jian LM. Wpływ Trigonella foenum-graecum 4-hydroksyizoleucyny na wysoką insulinooporność indukowaną przez glukozę w adipocytach 3T3-L1 myszy. Zhongguo Zhong xi yi jie he za zhi Zhongguo Zhongxiyi jiehe zazhi= chiński dziennik zintegrowanej medycyny tradycyjnej i zachodniej. 2013 Oct;33(10):1394-9.
31. Lu F, Cai Q, Zafar MI, Cai L, Du W, Jian L, Li L, Gao F. 4-Hydroksyizoleucyna zwiększa oporność wątroby na insulinę, przywracając syntezę glikogenu in vitro. Międzynarodowe czasopismo medycyny klinicznej i eksperymentalnej. 2015;8(6):8626.
32. Jaiswal N, Maurya CK, Venkateswarlu K, Sukanya P, Srivastava AK, Narender T, Tamrakar AK. 4-Hydroksyizoleucyna stymuluje pobór glukozy poprzez zwiększenie powierzchniowego poziomu GLUT4 w komórkach mięśni szkieletowych drogą fosfatydyloinozytolu-3-kinazy. Europejski dziennik żywieniowy. 2012 Październik 1;51(7):893-8.
33. Vijayakumar MV, Bhat MK. Hipoglikemiczne działanie nowego dializowanego wyciągu z nasion kozieradki jest zrównoważone i jest częściowo pośredniczone przez aktywację enzymów wątrobowych. Badania nad fitoterapią. 2008 Kwiecień 1;22(4):500-5.
34. Puri D, Prabhu KM, Murthy PS. Mechanizm działania zasady hipoglikemii wyizolowanej z nasion kozieradki. Indian Journal of Physiology and Pharmacology. 2002 Jan;46(4):457-62.
35. Singh AB, Tamarkar AK, Shweta, Narender T, Srivastava AK. Działanie antyhyperglikemiczne nietypowego aminokwasu (4-hydroksyizoleucyny) u myszy C57BL/KsJ-db/db. Badania produktów naturalnych. 2010 15 lutego; 24(3):258-65.
36. Haritha C, Reddy AG, Reddy YR, Anilkumar B. Farmakodynamiczne oddziaływanie kozieradki, insuliny i glimepirydów na parametry sero-biochemiczne u szczurów diabetycznych Sprague-Dawley. Świat weterynaryjny. 2015 maj;8(5):656.
37. Satyanarayana S, Kumar KE, Rajasekhar J, Thomas L, Rajanna S, Rajanna B. Wpływ wodnego wyciągu z nasion kozieradki pospolitej na farmakodynamikę i farmakokinetykę gliclicerydu u szczurów/krabików. Praktyka kliniczna. 2007 Lipiec 1;4(4):457.

38. Rai A, Eapen C, Prasanth VG. Interakcja ziół i glibenclamidu: przegląd. Farmakologia ISRN. 2012 15 lipca 2012.
39. Avula B, Smillie TJ, Wang YH, Zweigenbaum J, Khan IA. Uwierzytelnianie prawdziwego cynamonu (Cinnamon verum) z wykorzystaniem bezpośredniej analizy w czasie rzeczywistym (DART) -QToF-MS. Dodatki do żywności i substancje zanieczyszczające: Część A. 2015 Jan 2;32(1):1-8.
40. Gruenwald J, Freder J, Armbruester N. Cynamon i zdrowie. Krytyczne recenzje w nauce o żywności i żywieniu. 2010 30 września 50(9):822-34.
41. Al-Dhubiab BE. Zastosowania farmaceutyczne i profil fitochemiczny Cinnamomum burmannii. Przeglądy farmakognozji. 2012 Jul;6(12):125.
42. Shen Y, Fukushima M, Ito Y, Muraki E, Hosono T, Seki T, Ariga T. Weryfikacja działania przeciwcukrzycowego cynamonu (Cinnamomum zeylanicum) przy użyciu nieregulowanych insuliną szczurów cukrzycowych typu 1 oraz hodowanych adipocytów. Bioscience, biotechnologii i biochemii. 2010 23 grudnia 74(12):2418-25.
43. Jarvill-Taylor KJ, Anderson RA, Graves DJ. Hydroksychalkon pochodzący z cynamonu działa jak mimetyk dla insuliny w adipocytach 3T3-L1. Journal of the American College of Nutrition. 2001 sierpień 1;20(4):327-36.
44. Qin B, Nagasaki M, Ren M, Bajotto G, Oshida Y, Sato Y. Wyciąg z cynamonu zapobiega oporności na insulinę wywoływanej przez dietę wysokofruktozową. Badania hormonalne i metaboliczne. 2004 luty;36(02):119-25.
45. Sheng X, Zhang Y, Gong Z, Huang C, Zang YQ. Poprawa insulinooporności i metabolizmu lipidów za pomocą wyciągu z cynamonu poprzez aktywację receptorów aktywowanych przez proliferatory peroksysomowe. Badania PPAR. 2008 11 grudnia 2008.
46. Adisakwattana S, Lerdsuwankij O, Poputtachai U, Minipun A, Suparpprom C. Aktywność inhibicyjna gatunków kory cynamonowej i ich połączenie z akarbozą przeciwko α-glukozydazie jelitowej i α-amylazie trzustkowej. Żywność roślinna dla ludzi. 2011 Jun 1;66(2):143-8.
47. Kim W, Khil LY, Clark R, Bok SH, Kim EE, Lee S, Jun HS, Yoon JW. Pochodna estru naftalenometylowego kwasu dihydroksyhydrocinnamonowego, będącego składnikiem cynamonu, zwiększa utylizację glukozy poprzez zwiększenie translokacji transportera glukozy 4. Diabetologia. 2006 Oct 1;49(10):2437-48.

48. Khan A, Safdar M, Khan MM, Khattak KN, Anderson RA. Cynamon poprawia poziom glukozy i lipidów u osób z cukrzycą typu 2. Pielęgnacja cukrzycy. 2003 Dec 1;26(12):3215-8.
49. Anand P, Murali KY, Tandon V, Murthy PS, Chandra R. Insulinotropowe działanie cynamaldehydu na transkrypcyjną regulację kinazy pirogronianowej, karboksykinazy fosfoenolopirogronianowej i translokacji GLUT4 u eksperymentalnych szczurów cukrzycowych. Interakcje chemiczno-biologiczne. 2010 czerwiec 7,186(1):72-81.
50. Hlebowicz J, Darwiche G, Björgell O, Almér LO. Wpływ cynamonu na poziom glukozy we krwi poposiłkowej, opróżnianie żołądka i sytość u osób zdrowych. Amerykańskie czasopismo o żywieniu klinicznym. 2007 czerwiec 1;85(6):1552-6.
51. Geil P, Shane-McWhorter L. Suplementy diety w leczeniu cukrzycy: potencjalne zagrożenia i korzyści. Dziennik Amerykańskiego Stowarzyszenia Dietetycznego. 2008 Apr 30;108(4):S59-65.
52. Di Fabio G, Romanucci V, Di Marino C, Pisanti A, Zarrelli A. Gymnema sylvestre R. Br., indyjskie ziele lecznicze: tradycyjne zastosowania, skład chemiczny i aktywność biologiczna. Obecna biotechnologia farmaceutyczna. 2015 czerwiec 1;16(6):506-16.
53. Ankit S, Chetan S, Aneja KR, Rakesh P. Gymnema sylvestre (Gurmar): recenzja. Der Pharmacia Lettre. 2010;2(1):275-84.
54. Singh VK, Umar S, Ansari SA, Iqbal M. Gymnema sylvestre dla diabetyków. Dziennik z ziołami, przyprawami i roślinami leczniczymi. 2008 17 września 14(1-2):88-106.
55. Tiwari P, Mishra BN, Sangwan NS. Właściwości fitochemiczne i farmakologiczne Gymnema sylvestre: ważna roślina lecznicza. BioMed Research international. 2014 6 stycznia 2014.
56. Vaidya S. Review on gymnema: ziołowy lek na cukrzycę. Pharmacia. 2011 lipiec;1(2):37-42.
57. Pothuraju R, Sharma RK, Chagalamarri J, Jangra S, Kumar Kavadi P. Przegląd systematyczny Gymnema sylvestre w leczeniu otyłości i cukrzycy. Journal of the Science of Food and Agriculture. 2014 Mar 30;94(5):834-40.
58. Al-Romaiyan A, Król AJ, Persaud SJ, Jones PM. Nowy wyciąg z Gymnema sylvestre poprawia tolerancję glukozy in vivo i stymuluje wydzielanie i

syntezę insuliny in vitro. Badania nad fitoterapią. 2013 Lipiec 1;27(7):1006-11.

59. Al-Romaiyan A, Liu B, Asare-Anane H, Maity CR, Chatterjee SK, Koley N, Biswas T, Chatterji AK, Huang GC, Amiel SA, Persaud SJ. Nowy wyciąg z Gymnema sylvestre stymuluje wydzielanie insuliny z ludzkich wysepek in vivo i in vitro. Badania nad fitoterapią. 2010 Wrzesień 1,24(9):1370-6.
60. Persaud SJ, Al-Majed H, Raman A, Jones PM. Gymnema sylvestre stymuluje uwalnianie insuliny in vitro poprzez zwiększenie przepuszczalności błon. Journal of Endocrinology. 1999 Nov 1;163(2):207-12.
61. Shanmugasundaram KR, Panneerselvam C, Samudram P, Shanmugasundaram ER. Enzyme changes and glucose utilisation in diabetic rabbits: the effect of Gymnema sylvestre, R. Br. Journal of ethnopharmacology. 1983 Mar 1;7(2):205-34.
62. Baskaran K, Ahamath BK, Shanmugasundaram KR, Shanmugasundaram ER. Przeciwcukrzycowe działanie ekstraktu z liści Gymnema sylvestre u chorych na cukrzycę nieinulinozależną. Dziennik etnofarmakologii. 1990 Oct 1;30(3):295-305.
63. Shanmugasundaram ER, Gopinath KL, Shanmugasundaram KR, Rajendran VM. Możliwa regeneracja wysepek Langerhansa u szczurów streptozotokinowo-diabetycznych, którym podano ekstrakty z liści Gymnema sylvestre. Dziennik etnofarmakologii. 1990 Październik 1;30(3):265-79.
64. Kamble B, Gupta A, Moothedath I, Khatal L, Janrao S, Jadhav A, Duraiswamy B. Wpływ wyciągu z Gymnema sylvestre na farmakokinetykę i farmakodynamikę glimepirydów u szczurów cukrzycowych wywołanych streptozotokiną. Interakcje chemiczno-biologiczne. 2016 5 lutego 245:30-8.
65. Raju MG, Satyanarayana S, Kumar E. Bezpieczeństwo gliclicerydu z wodnym wyciągiem z Gymnema sylvestre na aktywność farmakodynamiczną u szczurów cukrzycowych normalnych i indukowanych aloksanem. Am. J. Phytomed. Clin. Ther. 2014;2(7):901-9.
66. Sievenpiper JL, Arnason JT, Leiter LA, Vuksan V. Zmniejszający się, zerowy i rosnący wpływ ośmiu popularnych rodzajów żeń-szenia na ostre wskaźniki glikemii poposiłkowej u zdrowych ludzi: rola ginsenozydów. Journal of the American College of Nutrition. 2004 czerwiec 1;23(3):248-58.
67. Xiang YZ, Shang HC, Gao XM, Zhang BL. Porównanie starożytnego zastosowania żeń-szenia w tradycyjnej medycynie chińskiej z nowoczesnymi

eksperymentami farmakologicznymi i badaniami klinicznymi. Badania nad fitoterapią. 2008 Lipiec 1;22(7):851-8.
68. Jia L, Zhao Y. Current evaluation of the millennium phytomedicine-ginseng (I): etymology, pharmacognosy, phytochemistry, market and regulations. Aktualna chemia medyczna. 2009 lipiec 1;16(19):2475-84.
69. Attele AS, Wu JA, Yuan CS. Farmakologia żeń-szenia: wiele składników i wiele działań. Farmakologia biochemiczna. 1999 Dec 1;58(11):1685-93.
70. Kim HY, Kim K. Ochronne działanie żeń-szenia na wywołaną cytokinami apoptozę w komórkach beta trzustki. Dziennik chemii rolnej i spożywczej. 2007 Kwiecień 18; 55(8):2816-23.
71. Wu Z, Luo JZ, Luo L. Amerykański żeń-szeń moduluje aktywność trzustkowych komórek beta. Chińska medycyna. 2007 Oct 25;2(1):11.
72. Luo JZ, Luo L. amerykański żeń-szeń stymuluje produkcję insuliny i zapobiega apoptozie poprzez regulację wydzielania białka-2 w hodowanych komórkach β. Uzupełniająca i alternatywna medycyna oparta na dowodach. 2006;3(3):365-72.
73. Park S, Ahn IS, Kwon DY, Ko BS, Jun WK. Ginsenozydy Rb1 i Rg1 hamują akumulację trójglicerydów w adipocytach 3T3-L1 oraz zwiększają wydzielanie insuliny z komórek β i żywotność w komórkach Min6 drogą zależną od PKA. Bioscience, biotechnologii i biochemii. 2008 listopada 23,72(11):2815-23.
74. Kim K, Kim HY. Koreański czerwony żeń-szeń stymuluje uwalnianie insuliny z izolowanych wysepek trzustkowych szczurów. Dziennik etnofarmakologii. 2008 listopada 20;120(2):190-5.
75. Lee WK, Kao ST, Liu IM, Cheng JT. Zwiększenie wydzielania insuliny przez ginsenozyd Rh2 do obniżenia stężenia glukozy w osoczu krwi u szczurów rasy Wistar. Farmakologia kliniczna i doświadczalna oraz fizjologia. 2006 Jan 1;33(1-2):27-32.
76. Park MW, Ha J, Chung SH. 20 (S)-ginsenozyd Rg3 zwiększa wydzielanie insuliny stymulowanej glukozą i aktywuje AMPK. Biuletyn Biologiczno-Farmaceutyczny. 2008 Kwiecień 1;31(4):748-51.
77. Lee SH, Lee HJ, Lee YH, Lee BW, Cha BS, Kang ES, Ahn CW, Park JS, Kim HJ, Lee EY, Lee HC. Koreański czerwony żeń-szeń (Panax ginseng) poprawia wrażliwość na insulinę u wysokotłuszczowych szczurów

karmionych Sprague-Dawley. Badania nad fitoterapią. 2012 Jan 1;26(1):142-7.

78. Lee HJ, Lee YH, Park SK, Kang ES, Kim HJ, Lee YC, Choi CS, Park SE, Ahn CW, Cha BS, Lee KW. Koreański czerwony żeń-szeń (Panax ginseng) poprawia wrażliwość na insulinę i osłabia rozwój cukrzycy u tłustych szczurów Otsuka Long-Evans Tokushima. Metabolizm. 2009 r. 31 sierpnia 58(8):1170-7.
79. Lee WK, Kao ST, Liu IM, Cheng JT. Ginsenozyd Rh2 jest jednym z aktywnych składników korzenia żeń-szenia Panax, poprawiającym wrażliwość na insulinę u szczurów karmionych chowem bogatym w fruktozę. Badania hormonalne i metaboliczne. 2007 maj;39(05):347-54.
80. Zhang Z, Li X, Lv W, Yang Y, Gao H, Yang J, Shen Y, Ning G. Ginsenoside Re zmniejsza insulinooporność poprzez hamowanie c-Jun NH2-końcowej kinazy i czynnika jądrowego-κB. Molekularna endokrynologia. 2008 Jan;22(1):186-95.
81. Liu TP, Liu IM, Cheng JT. Poprawa odporności na insulinę poprzez zastosowanie panax żeń-szenia u szczurów karmionych chowem bogatym w fruktozę. Badania hormonalne i metaboliczne. 2005 Mar;37(03):146-51.
82. Lee HM, Lee OH, Kim KJ, Lee BY. Ginsenozyd Rg1 Promuje pobór glukozy poprzez aktywowaną ścieżkę AMPK w komórkach mięśniowych odpornych na działanie insuliny. Badania nad fitoterapią. 2012 Lipiec 1;26(7):1017-22.
83. Lee OH, Lee HH, Kim JH, Lee BY. Wpływ ginsenozydów Rg3 i Re na transport glukozy w dojrzałych adipocytach 3T3-L1. Badania nad fitoterapią. 2011 maj 1;25(5):768-73.
84. Huang YC, Lin CY, Huang SF, Lin HC, Chang WL, Chang TC. Wpływ i mechanizm działania ginsenozydów CK i Rg1 na stymulację wychwytu glukozy w adipocytach 3T3-L1. Dziennik chemii rolnej i spożywczej. 2010 4 maja, 58(10):6039-47.
85. Yuan HD, Huang B, Quan HY, Chung SH. Ginsenozyd 20 (R)-Rg3 stymuluje pobór glukozy w miotubach C2C12 za pomocą ścieżek CaMKK-AMPK. Nauka o żywności i biotechnologia. 2010 1 października 19(5):1277-82.
86. Kim SJ, Yuan HD, Chung SH. Ginsenozyd Rg1 hamuje produkcję glukozy w wątrobie za pomocą kinazy białkowej aktywowanej AMP w komórkach HepG2. Biuletyn Biologiczno-Farmaceutyczny. 2010 luty 1;33(2):325-8.

87. Vuksan V, Sung MK, Sievenpiper JL, Stavro PM, Jenkins AL, Di Buono M, Lee KS, Leiter LA, Nam KY, Arnason JT, Choi M. Koreański czerwony żeń-szeń (Panax ginseng) poprawia regulację glukozy i insuliny w dobrze kontrolowanej cukrzycy typu 2: wyniki randomizowanego, podwójnie ślepego, kontrolowanego placebo badania skuteczności i bezpieczeństwa. Odżywianie, metabolizm i choroby sercowo-naczyniowe. 2008 Jan 31,18(1):46-56.
88. Shang W, Yang Y, Jiang B, Jin H, Zhou L, Liu S, Chen M. Ginsenoside Rb 1 promuje adipogenezę w komórkach 3T3-L1 poprzez zwiększenie ekspresji genu PPARγ 2 i C/EBPα. Nauki przyrodnicze. 2007 Jan 23;80(7):618-25.
89. Ni HX, Yu NJ, Yang XH. Badanie ginsenozydu na ekspresję PPARγ makrofagów jednojądrowych w cukrzycy typu 2. Raporty z biologii molekularnej. 2010 lipiec 1;37(6):2975-9.
90. Anastasi JK, Chang M, Capili B. Suplementy ziołowe: rozmowa z pacjentami. The Journal for Nurse Practitioners. 2011 styczeń 31,7(1):29-35.
91. Ali BH, Blunden G, Tanira MO, Nemmar A. Niektóre właściwości fitochemiczne, farmakologiczne i toksykologiczne imbiru (Zingiber officinale Roscoe): przegląd najnowszych badań. Toksykologia żywności i chemiczna. 2008 Luty 29; 46(2):409-20.
92. Prasad S, Tyagi AK. Imbir i jego składniki: rola w profilaktyce i leczeniu raka przewodu pokarmowego. Badania i praktyka w dziedzinie gastroenterologii. 2015 Marzec 8:2015.
93. Wang CZ, Qi LW, Yuan CS. Działanie chemoprevention na raka imbiru i jego składników aktywnych: Potencjał do odkrycia nowych leków. Amerykański dziennik chińskiej medycyny. 2015;43(07):1351-63.
94. Akash MS, Rehman K, Tariq M, Chen S. Zingiber officinale i cukrzyca typu 2: Dowody z badań eksperymentalnych. Recenzje krytyczne™ w ekspresji genów eukariotycznych. 2015;25(2).
95. Mozaffari-Khosravi H, Talaei B, Jalali BA, Najarzadeh A, Mozayan MR. Wpływ suplementacji imbirem w proszku na insulinooporność i wskaźniki glikemiczne u pacjentów z cukrzycą typu 2: badanie randomizowane, podwójnie ślepe, kontrolowane placebo. Terapie uzupełniające w medycynie. 2014 luty 28; 22(1):9-16.
96. Li Y, Tran VH, Duke CC, Roufogalis BD. Gingerole Zingiber officinale zwiększają pobór glukozy poprzez zwiększenie powierzchni komórek

GLUT4 w hodowanych mionkach L6. Planta medica. 2012 wrzesień;78(14):1549-55.

97. Rani MP, Krishna MS, Padmakumari KP, Raghu KG, Sundaresan A. Zingiber officinale ekstrakt wykazuje potencjał antycukrzycowy poprzez modulację wychwytu glukozy, glikacji białek i hamowanie różnicowania adipocytów: badanie in vitro. Journal of the Science of Food and Agriculture. 2012 Lipiec 1;92(9):1948-55.

98. Islamski MS, Choi H. Efekty porównawcze dietetycznego działania imbiru (Zingiber officinale) i czosnku (Allium sativum) badanych w modelu cukrzycy typu 2 u szczurów. Dziennik żywności leczniczej. 2008 Mar 1;11(1):152-9.

99. Son MJ, Miura Y, Yagasaki K. Mechanizmy przeciwcukrzycowego działania gingerolu w hodowanych komórkach i modelowych myszach otyłych diabetyków. Cytotechnologia. 2015 Aug 1;67(4):641-52.

100. Priya Rani M, Padmakumari KP, Sankarikutty B, Lijo Cherian O, Nisha VM, Raghu KG. Potencjał inhibicyjny ekstraktów z imbiru wobec enzymów związanych z cukrzycą typu 2, stanami zapalnymi i wywołanym stresem oksydacyjnym. Międzynarodowe czasopismo z zakresu nauk o żywności i żywienia. 2011 Mar 1;62(2):106-10.

101. Al-Omaria IL, Afifib FU, Salhaba AS. Efekt terapeutyczny i możliwe ziołowe interakcje lekowe imbiru (Zingiber officinale Roscoe, Zingiberaceae) surowy wyciąg z glibenclamidem i insuliną. świata. 2012;9:11.

102. Augusti KT. Wartości terapeutyczne cebuli (Allium cepa L.) i czosnku (Allium sativum L.). Indyjski dziennik biologii eksperymentalnej. 1996 Jul;34(7):634-40.

103. Ayaz E, Alpsoy HC. Czosnek (Allium sativum) i medycyna tradycyjna. Turkiye parazitolojii dergisi. 2007;31(2):145-9.

104. CG Sheela, Kumud K, Augusti KT. Działanie antydiabetyczne aminokwasów sulfotlenku cebuli i czosnku u szczurów. Planta Medica. 1995 Aug;61(04):356-7.

105. Sheela CG, Augusti KT. Antydiabetyczne działanie sulfotlenku S-alilocysteiny wyizolowanego z czosnku Allium sativum Linn. Indyjski dziennik biologii eksperymentalnej. 1992 Jun;30(6):523-6.

106. El-Demerdash FM, Yousef MI, El-Naga NA. Badania biochemiczne nad hipoglikemicznym działaniem cebuli i czosnku na szczury cukrzycowe

indukowane aloksanami. Toksykologia żywności i chemiczna. 2005 styczeń 31,43(1):57-63.

107. Thomson M, Al-Amin ZM, Al-Qattan KK, Shaban LH, Ali M. Właściwości antycukrzycowe i hipolipidemiczne czosnku (Allium sativum) u szczurów diabetycznych szczepionych streptozotokiną. Int J Diabetes & Metabolism. 2007;15:108-5.

108. Eidi A, Eidi M, Esmaeili E. Działanie przeciwcukrzycowe czosnku (Allium sativum L.) u szczurów cukrzycowych normalnych i wywołane streptozotokiną. Phytomedicine. 2006 Nov 24;13(9):624-9.

109. Mostofa M, Choudhury ME, Hossain MA, Islam MZ, Islam MS, Sumon MH. Przeciwcukrzycowe działanie Catharanthus roseus, Azadirachta indica, Allium sativum i glimepride u eksperymentalnie wywołanego cukrzycą szczura. Bangladeski Dziennik Medycyny Weterynaryjnej. 2007;5(1):99-102.

110. Poonam T, Prakash GP, Kumar LV. Wpływ wyciągu z Allium sativum na aktywność hipoglikemiczną glibenklamidu: podejście do możliwych interakcji ziołowo-lekowych. Metabolizm narkotykowy i interakcje lekowe. 2013 Grudzień 1;28(4):225-30.

111. Khayatnouri M, Bahari K, Safarmashaei S. Badanie wpływu gliclicerydu i ekstraktu czosnkowego na poziom cukru we krwi u samców myszy cukrzycowych wywołanych STZ. Postępy w dziedzinie biologii środowiskowej. 2011 Jun 1:1751-6.

112. Joseph B, Raj SJ. Pharmacognostic and phytochemical properties of Aloe vera linn an overview. International Journal of Pharmaceutical Sciences Review and Research. 2010;4(2):106-10.

113. Surjushe A, Vasani R, DG Saple. Aloe vera: Krótka recenzja. Indyjski dziennik dermatologii. 2008;53(4):163.

114. Shelton RM. Aloe vera. Międzynarodowe czasopismo dermatologiczne. 1991 Oct 1;30(10):679-83.

115. Hamman JH. Skład i zastosowanie żelu listkowego Aloe vera. Molekuły. 2008 sierpień 8;13(8):1599-616.

116. Vogler BK, Ernst E. Aloe vera: systematyczny przegląd jego skuteczności klinicznej. Br. J. Gen. Praktyk. 1999 Oct 1;49(447):823-8.

117. Sahu PK, Giri DD, Singh R, Pandey P, Gupta S, Shrivastava AK, Kumar A, Pandey KD. Zastosowania terapeutyczne i lecznicze Aloesu: przegląd. Pharmacology & Pharmacy. 2013 8 listopada, 4(08):599.
118. Shin E, Shim KS, Kong H, Lee S, Shin S, Kwon J, Jo TH, Park YI, Lee CK, Kim K. Aloes dietetyczny poprawia wrażliwość na insulinę poprzez tłumienie zapalenia wywołanego otyłością u myszy otyłych. Sieć immunologiczna. 2011 Luty 1;11(1):59-67.
119. Pérez YY, Jiménez-Ferrer E, Zamilpa A, Hernández-Valencia M, Alarcón-Aguilar FJ, Tortoriello J, Román-Ramos R. Wpływ bogatego w polifenol ekstraktu z Aloe vera gel na indukowaną doświadczalnie insulinooporność u myszy. Amerykański dziennik chińskiej medycyny. 2007;35(06):1037-46.
120. Kim K, Kim H, Kwon J, Lee S, Kong H, Im SA, Lee YH, Lee YR, Oh ST, Jo TH, Park YI. Hipoglikemiczne i hipolipidemiczne działanie przetworzonego żelu Aloe vera w modelu myszy z cukrzycą nieinsulinozależną. Phytomedicine. 2009 30 września, 16(9):856-63.
121. Ajabnoor MA. Wpływ aloesu na poziom glukozy we krwi u myszy z cukrzycą normalną i alloksanową. Dziennik etnofarmakologii. 1990 luty 1;28(2):215-20.
122. Sudha P, Zinjarde SS, Bhargava SY, Kumar AR. Silne działanie hamujące α-amylazę indyjskich roślin leczniczych ajurwedyjskich. BMC medycyna komplementarna i alternatywna. 2011 Jan 20;11(1):5.
123. Suksomboon N, Poolsup N, Punthanitisarn S. Effect of Aloe vera on glycaemic control in prediabetes and type 2 diabetes: a systematic review and meta-analysis. Dziennik farmacji klinicznej i terapeutyki. 2016 Apr 1;41(2):180-8.
124. Bunyapraphatsara N, Yongchaiyudha S, Rungpitarangsi V, Chokechaijaroenporn O. Antydiabetyczna aktywność Aloe vera L. juice II. Badanie kliniczne u chorych na cukrzycę w połączeniu z glibenklamidem. Phytomedicine. 1996 listopad 1,3(3):245-8.
125. Pathak N, Rai AK, Kumari R, Bhat KV. Wartość dodana w sezamie: spojrzenie na składniki bioaktywne w celu zwiększenia użyteczności i rentowności. Przeglądy farmakognozji. 2014 Jul;8(16):147.

126. Osawa T, Nagata M, Namiki M, Fukuda Y. Sesamolinol, nowy antyoksydant wyizolowany z nasion sezamu. Chemia rolnicza i biologiczna. 1985 Nov 1;49(11):3351-2.
127. Lyon CK. Sezam: aktualna wiedza na temat składu i stosowania. Dziennik American Oil Chemists' Society. 1972 Kwiecień 1;49(4):245-9.
128. Vittori Gouveia LD, Cardoso CA, de Oliveira GM, Rosa G, Moreira AS. Wpływ spożycia nasion sezamu (Sesamum indicum L.) i jego pochodnych na stres oksydacyjny: Przegląd systematyczny. Dziennik żywności leczniczej. 2016 Kwiecień 1;19(4):337-45.
129. Haidari F, Mohammadshahi M, Zarei M, Gorji Z. Wpływ masła sezamowego (Ardeh) i oleju sezamowego na markery stresu metabolicznego i oksydacyjnego u szczurów cukrzycowych wywołanych streptozotokiną. Irański dziennik nauk medycznych. 2016 Mar;41(2):102.
130. Wan Y, Li H, Fu G, Chen X, Chen F, Xie M. Zależność składników antyoksydacyjnych i aktywności antyoksydacyjnej oleju z nasion sezamu. Journal of the Science of Food and Agriculture. 2015 Oct 1;95(13):2571-8.
131. Namiki M. Nutraceutyczne funkcje sezamu: recenzja. Krytyczne recenzje w nauce o żywności i żywieniu. 2007 Wrzesień 27; 47(7):651-73.
132. Aslam F, Iqbal S, Nasir M, Anjum AA, Swan P, Sweazea K. Evaluation of White Sesame Seed Oil on Glucose Control and Biomarkers of Hepatic, Cardiac, and Renal Functions in Male Sprague-Dawley Rats with Chemically Induced Diabetes. Journal of Medicinal Food. 2017 Maj 1;20(5):448-57.
133. Abbasi Z, Tabatabaei SR, Mazaheri Y, Barati F, Morovati H. Wpływ oleju sezamowego na parametry rozrodcze samców szczurów chorujących na cukrzycę. Światowy dziennik zdrowia mężczyzn. 2013 sierpień 1:31(2):141-9.
134. Khaneshi F, Nasrolahi O, Azizi S, Nejati V. Wpływ sezamu na uszkodzenia jąder u szczurów chorujących na cukrzycę wywołaną streptozotokiną. Awicenna dziennik fitomedycyny. 2013;3(4):347.
135. Sankar D, Rao MR, Sambandam G, Pugalendi KV. Pilotażowe badanie otwartego oleju sezamowego u diabetyków z nadciśnieniem. Dziennik żywności leczniczej. 2006 wrzesień 1;9(3):408-12.
136. Sankar D, Ali A, Sambandam G, Rao R. Olejek sezamowy wykazuje synergistyczne działanie z lekami przeciwcukrzycowymi u pacjentów z cukrzycą typu 2. Żywienie kliniczne. 2011 Jun 30;30(3):351-8.

137. Yu BC, Chen WC, Cheng JT. Antyhiperglikemiczne działanie andrografolidu u szczurów cukrzycowych wywołanych streptozotokyną. Planta medica. 2003 Dec;69(12):1075-9.
138. Samala S, Veeresham C. Farmakokinetyczne i farmakodynamiczne oddziaływanie kwasów bosweliowych i andropholidu z glicerydem u szczurów cukrzycowych: łącznie z jego modelowaniem PK/PD. Badania nad fitoterapią. 2016 Mar 1;30(3):496-502.
139. Khosla P, Bhanwra SA, Singh J, Seth S, Srivastava RK. Badanie działania hipoglikemicznego Azadirachta indica (Neem) u normalnych i alloksanowych królików cukrzycowych. Indian Journal of Physiology and Pharmacology. 2000;44(1):69-74.
140. Bhat M, Kothiwale SK, Tirmale AR, Bhargava SY, Joshi BN. Właściwości przeciwcukrzycowe Azardiracta indica i Bougainvillea spectabilis: badania in vivo na modelu cukrzycy murarskiej. Uzupełniająca i alternatywna medycyna oparta na dowodach. 2011;2011
141. Satyanarayana S, Eswar Kumar K, Cooty T, Rajanna S, Rajanna B. Wpływ Wodnego Wyciągu z Azadirachta indica Leaf na farmakodynamikę i farmakokinetykę Gliclazide u szczurów i królików. Dziennik z ziołami, przyprawami i roślinami leczniczymi. 2009 Mar 18;15(1):16-23.

5. Interakcje leków z meglitynowcami

Kluczowe punkty:

- Meglitynidy (Repaglinid i Nateglinid) są substratami enzymów CYP i transportera OATP1B1.
- Repaglinid jest metabolizowany przez enzymy CYP2C8 i CYP3A4, a transporter OATP1B1 określa jego wchłanianie przez wątrobę.
- Pacjenci przyjmujący repaglinid powinni unikać stosowania leków takich jak Gemfibrozil i Clopidogrel ze względu na zwiększone ryzyko hipoglikemii. Leki takie jak cyklosporyna, antybiotyki makrolidowe, trimetoprim, statyny i nifedypina zwiększają ryzyko hipoglikemii u pacjentów przyjmujących repaglinid i należy monitorować ich poziom glukozy we krwi.
- Jednoczesne stosowanie repaglinidu lub nateglinidu i ryfampicyny może prowadzić do zmniejszenia efektu obniżenia stężenia glukozy we krwi.

- Aby zapobiec niepożądanym interakcjom leków przeciwcukrzycowych z meglitynidem, osoby przepisujące leki i farmaceuci muszą być o nich poinformowani.

Wprowadzenie:

Meglitynowce są krótko działającymi wydzielinami insuliny, do których należą Repaglinid i Nateglinid. U chorych na cukrzycę typu 2, u których występują nieregularne pory posiłków, można skutecznie leczyć za pomocą meglitynidów. Glukoza poposiłkowa jest obniżana przede wszystkim przez meglitynoidy.

Mechanizm działania meglitynowców:

Meglitynoidy wiążą się z receptorami Sulfonylomocznika (SUR1) komórek β trzustki i aktywują zamknięcie kanałów KATP (kanałów potasowych zależnych od trifosforanu adenozyny (ATP)) na błonie komórek β, co powoduje depolaryzację komórek β i otwarcie napięciowych kanałów wapniowych. Podwyższone wewnątrzkomórkowe stężenie wapnia prowadzi do zwiększonego zrostu pęcherzyków przechowujących insulinę z błoną komórkową, co powoduje uwalnianie się insuliny [1-5].

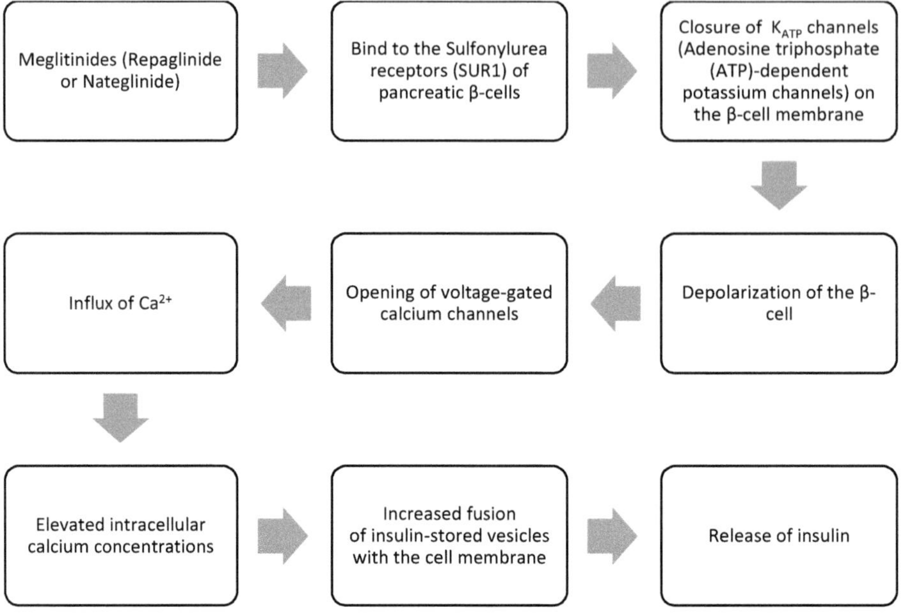

Nateglinid hamuje kanały KATP szybciej niż repaglinid, ma krótszy czas działania i zmniejsza ryzyko hipoglikemii w porównaniu z repaglinidem [2]. Ryzyko hipoglikemii, przyrostu masy ciała i przewlekłej hiperinsulinemii jest mniejsze w przypadku Meglitynidów w porównaniu z sulfonianami [4, 6].

Farmakokinetyczne interakcje leku z meglitynidami:

Meglitynidy są substratami enzymów cytochromu P450 (CYP) i organicznego anionu transportującego polipeptyd 1B1 (transporter OATP1B1). Repaglinid jest metabolizowany przez enzymy CYP2C8 i CYP3A4 [7, 8], natomiast Nateglinid jest metabolizowany głównie przez enzymy CYP2C9 i CYP3A4 w znacznie mniejszym stopniu [9-11].

Organiczne polipeptydy transportujące aniony (OATP) są membranowymi transporterami napływu, a ich rodzina składa się z 11 członków, w tym OATP1B1, OATP1B3 i OATP2B1 [12]. OATP są członkami superrodziny nośników solutowych (Solute-linked carriers - SLCO), w szczególności rodziny SLCO21 A i są to polipeptydy niezależne od ATP [13-15].

Transporter OATP1B1 znajdujący się w błonie sinusoidalnej hepatocytów i wspomagający wchłanianie przez wątrobę leków substratowych [16-18]. Transporter OATP1B1 [19] w znacznym stopniu determinuje farmakokinetykę repaglinidu. Nateglinid jest również substratem transportera OATP1B1, który determinuje wchłanianie nateglinidu przez wątrobę [20].

Interakcje leków Repaglinidu:

Leki indukujące lub hamujące enzymy CYP (CYP2C8 i CYP3A4) oraz transporter OATP1B1 odgrywają ważną rolę w interakcji lekowej Repaglinidu (tabela 5.1).

Tabela 5.1. Interakcje leków z repaglinidem

Leki współdziałające	Mechanizm interakcji	Komentarze
Gemfibrozil	Gemfibrozil może zwiększać stężenie repaglinidu w osoczu krwi poprzez hamowanie enzymu CYP2C8 [21, 22], transportera OATP1B1 [23-25] i UGT1A1 [26].	Należy unikać jednoczesnego stosowania Repaglinidu i Gemfibrozilu [28]. Inne fibraty, takie jak Bezafibrat lub Fenofibrat, mogą być zalecane u pacjentów przyjmujących Repaglinid [29].
Clopidogrel	Klopidogrel może hamować metabolizm Repaglinidu pod wpływem CYP2C8 i zwiększać ryzyko hipoglikemii [32, 33].	Należy unikać jednoczesnego stosowania Repaglinidu i Clopidogrelu. Zamiast Clopidogrelu można użyć tikagrelu [34].
Cyklosporyna	Cyklosporyna może zwiększać stężenie Repaglinidu i późniejszej	U chorych przyjmujących cyklosporynę i repaglinid zaleca się ścisłe monitorowanie stężenia glukozy we krwi [47].

	hipoglikemii w osoczu poprzez hamowanie transportera OATP1B1 [16, 42] i enzymu CYP3A4 [43, 44].	
Antybiotyki makrolidowe	Antybiotyki makrolidowe hamują transporter OATP1B1 [49] i enzym CYP3A4 [50, 51] oraz zwiększają stężenie Repaglinidu w osoczu [52-54].	Stężenie glukozy we krwi powinno być monitorowane u chorych przyjmujących łącznie antybiotyki repaglinidowe i makrolidowe [55]. Azytromycyna może być odpowiednim makrolidem dla chorych już otrzymujących repaglinid, ponieważ wykazuje najmniejszą aktywność wobec OATP1B1 i CYP3A4 [56].
Trimethoprim	Trimetoprim jest silnym inhibitorem enzymu CYP2C8 [57].	Monitoruj poziom glukozy we krwi, jeśli jest stosowany jednocześnie.
Atorvastatin	Atorwastatyna może zwiększać stężenie repaglinidu w osoczu krwi poprzez hamowanie wychwytu wątroby za pośrednictwem OATP1B1 [70]. i metabolizm repaglinidu za pomocą CYP3A4 [71].	Monitoruj poziom glukozy we krwi, jeśli jest stosowany jednocześnie.

Nifedypina	Nifedypina jest umiarkowanie konkurencyjnym inhibitorem enzymu CYP3A4 [76].	Monitoruj poziom glukozy we krwi, jeśli jest stosowany jednocześnie.
Rifampicyna (Rifampin)	Ryfampicyna jest indukatorem enzymów CYP3A4 [78, 79] i CYP2C8 [80] i może zmniejszać stężenie w osoczu i skuteczność terapeutyczną repaglinidu [7, 81].	Monitoruj poziom glukozy we krwi, jeśli jest stosowany jednocześnie.
Deferasirox	Deferasiroks hamuje działanie enzymów CYP3A4 i CYP2C8 [84].	Monitorowanie stężenia glukozy we krwi w przypadku jednoczesnego stosowania [86].

Gemfibrozil:

Gemfibrozil jest inhibitorem enzymu CYP2C8 [21, 22]. Gemfibrozil i jego metabolit glukuronidowy hamują również wchłanianie repaglinidu przez transporter OATP1B1 za pośrednictwem wątroby [23-25]. Ponieważ repaglinid jest substratem zarówno enzymu CYP2C8, jak i transportera OATP1B1, jego jednoczesne stosowanie z gemfibroziliem powodowało zwiększenie stężenia repaglinidu w osoczu krwi, a następnie hipoglikemię [26, 27]. Stwierdzono również, że Gemfibrozil hamuje glukuronosylotransferazę UDP 1A1 (UGT1A1) polegającą na glukuronizacji repaglinidu, co powoduje dodatkowe zwiększenie stężenia repaglinidu w osoczu [26].

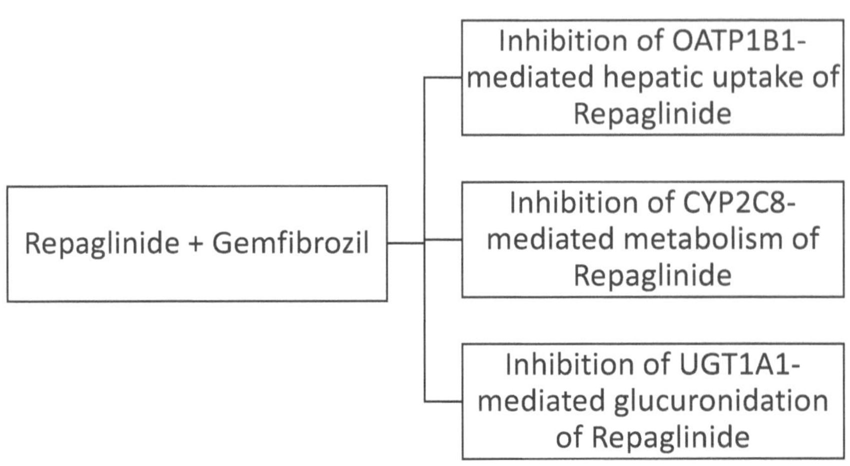

Dlatego chorzy stosujący Repaglinid powinni unikać stosowania Gemfibrozilu [28]. Hipertrójglicerydemia chorych przyjmujących Repaglinid może być leczona bezafibratem lub fenofibratem ze względu na brak interakcji z Repaglinidem [29].

Clopidogrel:

Klopidogrel jest lekiem przeciwpłytkowym drugiej generacji tienopirydyny i jest antagonistą receptora P2Y12 [30]. Obecnie Clopidogrel jest przepisywany najczęściej jako lek przeciwpłytkowy. Amerykańskie Stowarzyszenie Cukrzycowe (American Diabetes Association - ADA) zaleca stosowanie klopidogrelu jako wtórnej strategii prewencji u chorych na cukrzycę z przebytą chorobą miażdżycową i nietolerancją na aspirynę [31].

Stosowanie klopidogrelu u chorych na cukrzycę przyjmujących repaglinid może prowadzić do zwiększenia stężenia repaglinidu w osoczu, ponieważ metabolit glukuronidu klopidogrelu jest silnym inhibitorem CYP2C8 [32, 33].

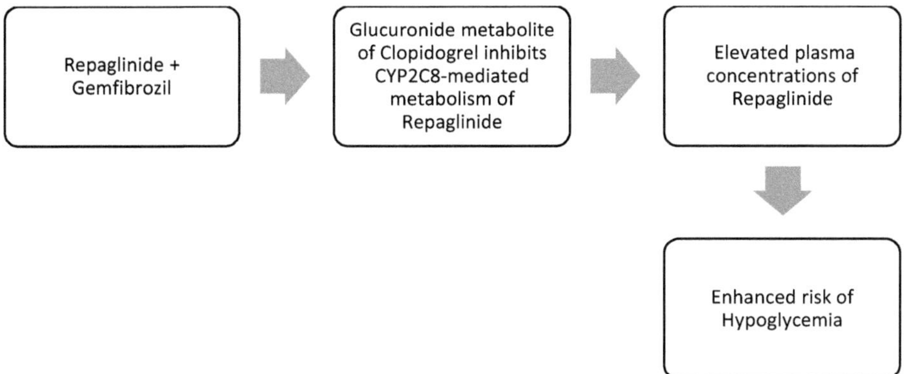

Aby uniknąć hipoglikemii, nie zaleca się stosowania repaglinidu z klopidogrelem. Ticagrelor może być odpowiednim lekiem przeciwpłytkowym w leczeniu chorych na cukrzycę przyjmujących repaglinid. W przeciwnym razie chorzy przyjmujący Clopidogrel mogą otrzymać receptę z nateglinidem zamiast repaglinidu [34].

Cyklosporynę:

Cyklosporyna jest lekiem immunosupresyjnym, który zmniejsza produkcję cytokin zapalnych przez limfocyty T poprzez blokowanie aktywności fosfatazy kalcyneurynowej poprzez tworzenie kompleksu cyklosporynowo-cyklofilinowego [35].

Cyklosporyna jest mniej diabetogenna i wiąże się z mniejszym ryzykiem rozwoju cukrzycy po przeszczepie w porównaniu z takrolimusem i kortykosteroidami [36]. Dlatego też cyklosporyna może być lepszym rozwiązaniem w leczeniu chorych na cukrzycę wymagających przeszczepienia narządów niż takrolimus [37, 38]. Cyklosporynę zidentyfikowano jako środek zmniejszający ryzyko reumatoidalnego zapalenia stawów związanego z miażdżycą [39] i dlatego może być ona przydatna w leczeniu chorych na reumatoidalne zapalenie stawów z cukrzycą. Cyklosporyna może być również stosowana w leczeniu tocznia rumieniowatego układowego (systemic lupus erythematosus - SLE) u chorych na cukrzycę, ponieważ zmniejsza ona ryzyko wystąpienia miażdżycy towarzyszącej SLE [40]. Ponadto cyklosporyna może stanowić użyteczną opcję terapeutyczną u chorych z opornym zespołem Churga-Straussa (CSS) [41].

Cyklosporyna hamowała wchłanianie substratów za pośrednictwem transportera OATP1B1 w wątrobie [16, 42]. Cyklosporyna jest również inhibitorem enzymu CYP3A4 [43, 44]. Stąd cyklosporyna może zwiększać ekspozycję repaglinidu i ryzyko hipoglikemii poprzez hamowanie wychwytu wątroby za pośrednictwem transportera OATP1B1 i metabolizmu repaglinidu za pośrednictwem enzymu CYP3A4 [45, 46].

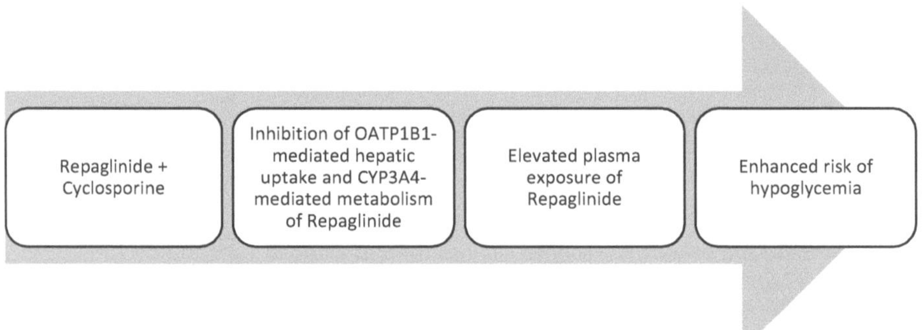

U chorych przyjmujących cyklosporynę i repaglinid zaleca się ścisłe monitorowanie stężenia glukozy we krwi [47].

Makrolipidowe antybiotyki:

Antybiotyki makrolidowe obejmują erytromycynę, klarytromycynę i azytromycynę. Są one szeroko stosowane w leczeniu zakażeń dróg oddechowych oraz przede wszystkim zakażeń skóry i tkanek miękkich [48].

OATP1B1 - wchłanianie w wątrobie substratów hamowanych antybiotykami makrolidowymi, takimi jak erytromycyna, roksytromycyna i telitromycyna, w sposób zależny od stężenia [49]. Antybiotyki makrolidowe, takie jak erytromycyna, klarytromycyna i roksytromycyna, mogą również hamować działanie enzymu CYP3A4 na jelita i wątrobę [50, 51]. Jednoczesne stosowanie repaglinidu i klarytromycyny lub telitromycyny powodowało zwiększenie stężenia repaglinidu w osoczu krwi i efekt obniżenia stężenia glukozy we krwi, co może prowadzić do ryzyka hipoglikemii [52-54].

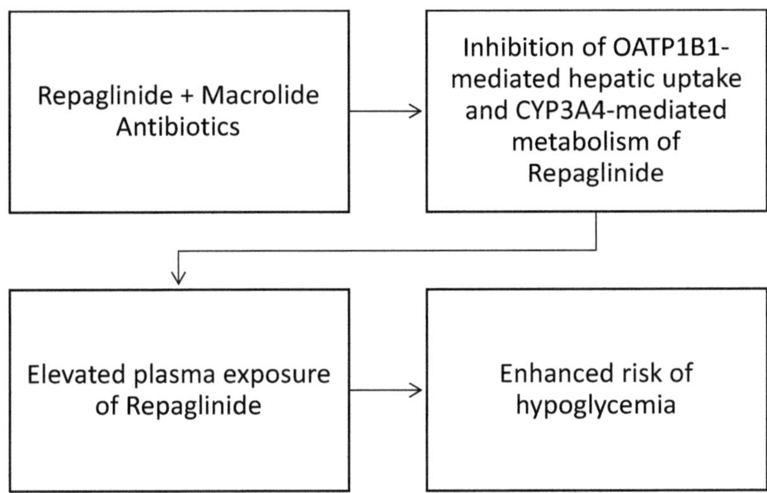

Stężenie glukozy we krwi powinno być monitorowane u chorych przyjmujących łącznie antybiotyki repaglinidowe i makrolidowe [55]. Azytromycyna może być odpowiednim makrolidem dla chorych już otrzymujących repaglinid, ponieważ wykazuje najmniejszą aktywność wobec OATP1B1 i CYP3A4 [56].

Trimethoprim:

Trimetoprim jest silnym inhibitorem enzymu CYP2C8 w stężeniach istotnych klinicznie [57]. U osób zdrowych stężenie repaglinidu w osoczu krwi stwierdzono podwyższone przez trimetoprim prawdopodobnie w wyniku zahamowania metabolizmu repaglinidu za pośrednictwem CYP2C8 [58].

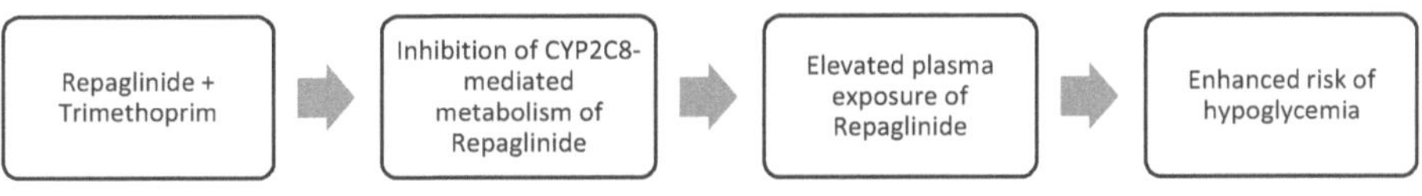

Ryzyko hipoglikemii może być większe u chorych na cukrzycę z dysfunkcją nerek, przyjmujących jednocześnie repaglinid i trimetoprim [59].

Inhibitory reduktazy HMG CoA (Statyny):

Inhibitory reduktazy HMG CoA lub statyny są skutecznymi lekami obniżającymi poziom lipidów i obniżają poziom cholesterolu w surowicy poprzez hamowanie biosyntezy cholesterolu wątrobowego, co prowadzi do zwiększenia regulacji receptorów lipoprotein małej gęstości (LDL) i zwiększenia klirensu LDL-cholesterolu (LDL-C) [60]. Ponadto statyny mogą poprawiać funkcję śródbłonka i przepływ krwi, zwiększać stabilność blaszek miażdżycowych, zmniejszać stres oksydacyjny i stan zapalny, hamować proliferację i agregację płytek krwi w mięśniach gładkich naczyń krwionośnych oraz zmniejszać stan zapalny naczyń jako ich działanie niezależne od cholesterolu lub "plejotropowe" [61-64].

Statyny są bardzo skuteczne w profilaktyce wtórnej chorób układu krążenia (ChUK) i zmniejszają śmiertelność u osób z istniejącą wcześniej ChUK [65, 66]. Statyny są również przydatne w podstawowej profilaktyce chorób układu krążenia (CVD) i zmniejszają ryzyko wystąpienia poważnych zdarzeń sercowo-naczyniowych, takich jak zawał serca, udar mózgu, itp. u osób bez stwierdzonych chorób układu krążenia, ale z czynnikami ryzyka sercowo-naczyniowego, takimi jak cukrzyca, podwyższone ciśnienie krwi, otyłość, itp. [67-69].

Stężenia repaglinidu w osoczu mogą być zwiększone przez atorwastatynę poprzez zahamowanie wychwytu wątroby za pośrednictwem OATP1B1 [70]. Atorwastatyna może również hamować metabolizm repaglinidu pod wpływem CYP3A4 i zwiększać jego aktywność [71].

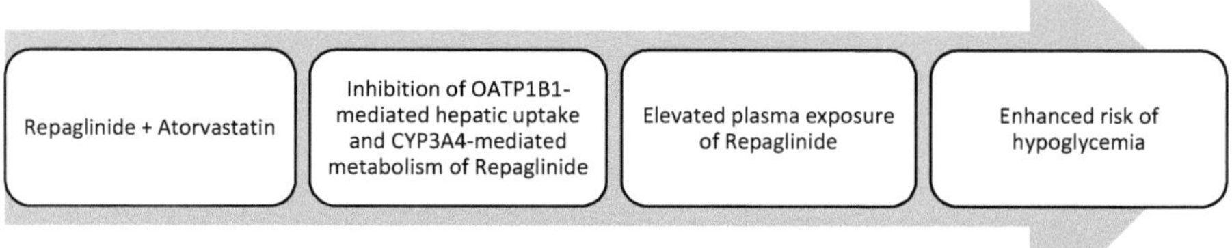

Biologiczna dostępność repaglinidu doustnego wzmocniona fluwastatyną może wynikać z hamowania metabolizmu repaglinidu pod wpływem CYP3A4 [72].

Nifedypina:

Nifedypina jest dihydropirydynowym blokerem kanału wapniowego (CCB) i jest przydatna w leczeniu starszych pacjentów z nadciśnieniem skurczowym i cukrzycą [73, 74]. Stwierdzono, że nifedypina poprawia zaburzenia poznawcze związane z cukrzycą jako efekt plejotropowy [75].

Nifedypina jest umiarkowanie konkurencyjnym inhibitorem enzymu CYP3A4 [76]. Biodostępność repaglinidu w jamie ustnej może być zwiększona w wyniku podania nifedypiny, która może hamować metabolizm repaglinidu pod wpływem CYP3A4 [77].

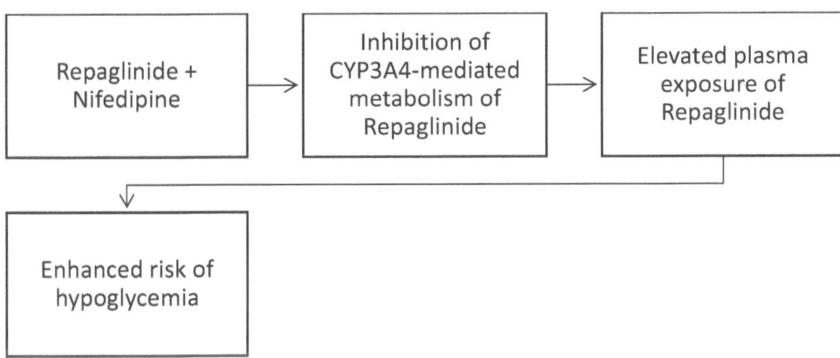

Rifampicyna (Rifampin):

Ryfampicyna jest lekiem przeciwgruźliczym i jest silnym środkiem indukującym enzym CYP3A4 [78, 79]. Ryfampicyna może również indukować ekspresję innych enzymów CYP, w tym CYP2C8 [80]. Ponieważ ryfampicyna indukuje zarówno enzymy CYP3A4, jak i CYP2C8, może ona zmniejszać stężenie w osoczu i skuteczność terapeutyczną repaglinidu [7, 81].

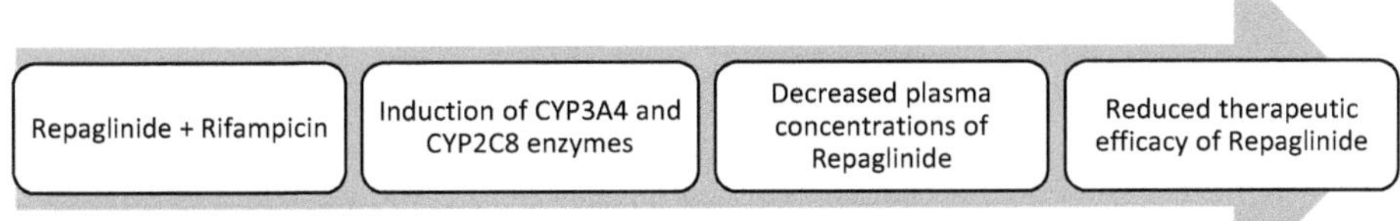

Deferasiroks:

Deferasiroks jest najczęściej stosowanym doustnym chelatorem żelaza i jest przydatny w leczeniu przewlekłego przeciążenia żelazem wynikającego z długotrwałych transfuzji krwi [82-84]. Chorym na cukrzycę z talasemią beta można przepisać deferasiroks w celu leczenia przeciążenia żelazem [85].

Deferasiroks jest słabym inhibitorem obu enzymów CYP3A4 i CYP2C8 [86], które biorą udział w metabolizmie repaglinidu.

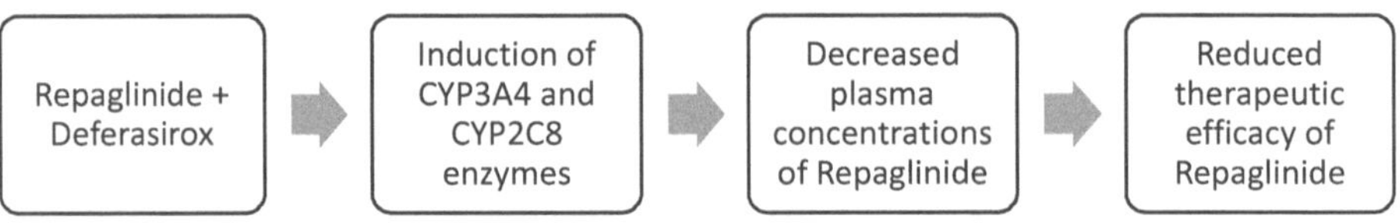

Jednoczesne stosowanie deferasiroksów i repaglinidów gwarantuje dokładne monitorowanie stężenia glukozy [87].

Interakcje lekowe Nateglinidu:

Leki hamujące lub indukujące enzym CYP2C9 i/lub transporter OATP1B1 odgrywają ważną rolę w interakcji lekowej nateglinidu (tabela 5.2).

Tabela 5.2. Interakcje lekowe Nateglinidu

Leki współdziałające	**Mechanizm interakcji**	**Komentarze**
Rifampicyna	Ryfampicyna może zmniejszać stężenie w osoczu krwi i efekt obniżenia stężenia glukozy we krwi nateglinidu poprzez indukowanie metabolizmu	Monitorowanie poziomu glukozy we krwi.

	nateglinidu za pomocą enzymu CYP2C9 [91].	
Azolowe środki przeciwgrzybicze (Flukonazol, Mikonazol)	Flukonazol [96] lub mikonazol [97] mogą zwiększać stężenie nateglinidu w osoczu krwi poprzez hamowanie metabolizmu nateglinidu pod wpływem enzymu CYP2C9.	Monitorowanie zmian w kontroli glikemii.

Rifampicyna:

Ryfampicyna jest stosowana przede wszystkim w leczeniu gruźlicy. Chorym na cukrzycę przepisywano by ryfampicynę wraz z innymi lekami przeciwgruźliczymi [88-90].

Ryfampicyna może indukować oksydacyjną biotransformację nateglinidu za pomocą enzymu CYP2C9, powodując zmniejszenie stężenia w osoczu i obniżenie stężenia glukozy we krwi nateglinidu.

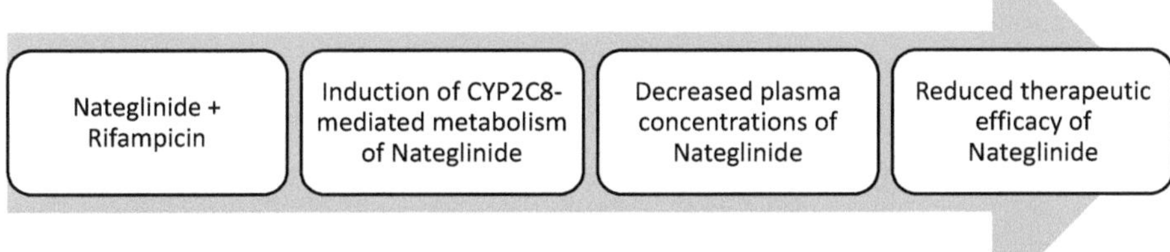

Monitorowanie stężenia glukozy we krwi podczas inicjacji i zaprzestania stosowania ryfampicyny u chorych przyjmujących nateglinid [91].

Azolowe leki przeciwgrzybicze:

Częstość występowania zakażeń grzybiczych jest większa u chorych na cukrzycę [92-94]. Fluokonazol jest azolowym lekiem przeciwgrzybiczym i jest zalecany u chorych na cukrzycę do leczenia zakażeń grzybiczych, ponieważ jest skuteczny przeciw kandydozie skórnej, kandydozie ustno-gardłowej (OPC) i kandydozie sromowo-pochwowej (VVC) [95].

Stężenie nateglinidu w osoczu krwi może być zwiększone poprzez koadministrację flukonazolu, który może hamować metabolizm nateglinidu za pośrednictwem enzymu CYP2C9 [96]. Metabolizm nateglinidu za pośrednictwem enzymu CYP2C9 może być również hamowany przez mikonazol [97].

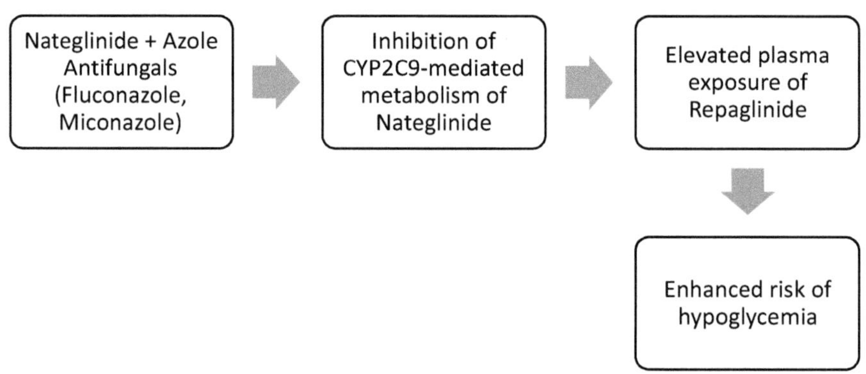

Zaleca się monitorowanie zmian w kontroli glikemii podczas ich jednoczesnego stosowania.

Referencje:

1. Hinnen DA. Therapeutic Options for the Management of Postprandial Glucose in Patients With Type 2 Diabetes on Basal Insulin. Cukrzyca kliniczna. 2015 Październik 1;33(4):175-80.
2. Stein SA, Lamos EM, Davis SN. Przegląd skuteczności i bezpieczeństwa doustnych leków przeciwcukrzycowych. Opinia ekspercka w sprawie bezpieczeństwa leków. 2013 Mar 1;12(2):153-75.
3. Quianzon CC, Cheikh IE. Historia obecnych leków nieinsulinowych na cukrzycę. Journal of community hospital internal medicine perspectives. 2012 Jan 1;2(3):19081.
4. Guardado-Mendoza R, Prioletta A, Jiménez-Ceja LM, Sosale A, Folli F. Rola nateglinidu i repaglinidu, pochodnych meglitynidu, w leczeniu cukrzycy typu 2. Archiwa nauk medycznych: AMS. 2013 Oct 31;9(5):936.
5. Analogi Landgraf R. Meglitynidu w leczeniu cukrzycy typu 2. Narkotyki i starzenie się. 2000 listopad 1;17(5):411-25.
6. Lorenzati B, Zucco C, Miglietta S, Lamberti F, Bruno G. Oral Hypoglycemic Drugs: Patofizjologiczne podstawy ich mechanizmu działania leków hipoglikemicznych ActionOral: Patofizjologiczne podstawy ich mechanizmu działania. Farmaceutyki. 2010 15 września, 3(9):3005-20.
7. Kajosaari LI, Laitila J, Neuvonen PJ, Backman JT. Metabolizm repaglinidu CYP2C8 i CYP3A4 in vitro: działanie fibratów i ryfampicyny. Farmakologia podstawowa i kliniczna oraz toksykologia. 2005 Oct 1;97(4):249-56.
8. Bidstrup TB, Bjørnsdottir I, Sidelmann UG, Thomsen MS, Hansen KT. CYP2C8 i CYP3A4 są głównymi enzymami biorącymi udział w ludzkiej biotransformacji in vitro repaglinidu insulin secretagogue. Brytyjskie czasopismo z zakresu farmakologii klinicznej. 2003 wrzesień 1;56(3):305-14.
9. Niemi M, Backman JT, Juntti-Patinen L, Neuvonen M, Neuvonen PJ. Koadministracja gemfibrozilu i itrakonazolu ma niewielki wpływ na farmakokinetykę substratu nateglinidu CYP2C9 i CYP3A4. Brytyjskie czasopismo z zakresu farmakologii klinicznej. 2005 Aug 1;60(2):208-17.
10. Kirchheiner J, Meineke I, Müller G, Bauer S, Rohde W, Meisel C, Roots I, Brockmöller J. Wpływ polimorfizmów CYP2C9 i CYP2D6 na farmakokinetykę nateglinidu u zdrowych ochotników genotypowanych. Farmakokinetyka kliniczna. 2004 Apr 1;43(4):267-78.

11. Weaver ML, Orwig BA, Rodriguez LC, Graham ED, Chin JA, Shapiro MJ, McLeod JF, Mangold JB. Farmakokinetyka i metabolizm nateglinidu u ludzi. Metabolizm narkotykowy i usposobienie. 2001 Kwiecień 1;29(4):415-21.
12. Kalliokoski A, Niemi M. Wpływ transporterów OATP na farmakokinetykę. Brytyjskie czasopismo z dziedziny farmakologii. 2009 Październik 1;158(3):693-705.
13. Girardin F. Membrane transporter protein: wyzwanie dla rozwoju leków OUN. Dialogi w neurologii klinicznej. 2006 wrzesień;8(3):311.
14. Roth M, Obaidat A, Hagenbuch B. OATP, OAT i OCT: organiczne transportery anionów i kationów z superrodzin genów SLCO i SLC22A. Brytyjskie czasopismo z dziedziny farmakologii. 2012 Mar 1;165(5):1260-87.
15. Nigam SK. Co naprawdę robią transportery narkotyków? Recenzje przyrodnicze Odkrycie narkotyków. 2015 Jan;14(1):29.
16. Shitara Y. Znaczenie kliniczne OATP1B1 i OATP1B3 w interakcji lekowej. Metabolizm narkotykowy i farmakokinetyka. 2011 styczeń 1;26(3):220-7.
17. Gui C, Obaidat A, Chaguturu R, Hagenbuch B. Opracowanie opartego na komórkach testu o wysokiej wydajności przesiewania dla inhibitorów organicznych anionów transportujących polipeptydy 1B1 i 1B3. Obecna genomika chemiczna. 2010; 4:1
18. Kalliokoski A, Niemi M. Wpływ transporterów OATP na farmakokinetykę. Brytyjskie czasopismo z dziedziny farmakologii. 2009 Październik 1;158(3):693-705.
19. Niemi M, Backman JT, Kajosaari LI, Leathart JB, Neuvonen M, Daly AK, Eichelbaum M, Kivistö KT, Neuvonen PJ. Polimorficzny anion organiczny transportujący polipeptyd 1B1 jest głównym wyznacznikiem farmakokinetyki repaglinidowej. Farmakologia kliniczna i terapia. 2005 czerwiec 1;77(6):468-78.
20. Takanohashi T, Kubo S, Arisaka H, Shinkai K, Ubukata K. Wkład organicznego anionu transportującego polipeptyd (OATP) 1B1 i OATP1B3 do wchłaniania nateglinidu przez wątrobę oraz przewidywanie interakcji narkotykowo-lekowej za pośrednictwem tych transporterów. Journal of Pharmacy and Pharmacology. 2012 Luty 1;64(2):199-206.

21. Honkalammi J, Niemi M, Neuvonen PJ, Backman JT. Mechanizmowa dezaktywacja CYP2C8 przez Gemfibrozil Occurs Rapidly in Humans. Farmakologia kliniczna i terapia. 2011 Kwiecień 1;89(4):579-86.
22. Honkalammi J, Niemi M, Neuvonen PJ, Backman JT. Oddziaływanie zależne od dawki pomiędzy gemfibrozilem a repaglinidem u ludzi: silne zahamowanie CYP2C8 z podleczniczymi dawkami gemfibrozilu. Metabolizm narkotykowy i dyspozycja. 2011 Lipiec 21:dmd-111.
23. Kudo T, Hisaka A, Sugiyama Y, Ito K. Analiza wzrostu stężenia repaglinidów produkowanych przez gemfibrozil i itrakonazol w oparciu o hamowanie transportera wychwytu wątroby i enzymów metabolicznych. Metabolizm narkotykowy i dyspozycja. 2012 Jan 1:dmd-112.
24. Varma MV, Lin J, Bi YA, Kimoto E, Rodrigues D. Ilościowa racjonalizacja oddziaływań leków gemfibrozilu: rozważania na temat interakcji transporter-enzym i roli krążącego metabolitu gemfibrozilu 1-O-β-glukuronidu. Metabolizm narkotykowy i dyspozycja. 2015 maj 4:dmd-115.
25. Karlgren M, Ahlin G, Bergström CA, Svensson R, Palm J, Artursson P. Strategie in vitro i in silico służące identyfikacji inhibitorów OATP1B1 i przewidywaniu klinicznych interakcji lek-lek. Badania farmaceutyczne. 2012 Luty 1;29(2):411-26.
26. Gan J, Chen W, Shen H, Gao L, Hong Y, Tian Y, Li W, Zhang Y, Tang Y, Zhang H, Humphreys WG. Interakcja repaglinid-gemfibrozilu z lekiem: hamowanie glukuronizacji repaglinidu jako potencjalnego dodatkowego mechanizmu wspomagającego. Brytyjskie czasopismo z zakresu farmakologii klinicznej. 2010 1 grudnia 70(6):870-80.
27. Niemi M, Backman JT, Neuvonen M, Neuvonen PJ. Wpływ gemfibrozilu, itrakonazolu i ich połączenia na farmakokinetykę i farmakodynamikę repaglinidu: potencjalnie niebezpieczne interakcje pomiędzy gemfibrozilem i repaglinidem. Diabetologia. 2003 Mar 1;46(3):347-51.
28. Grant JS, Graven LJ. Od Metforminy do Sulfonylureas lub Meglitynowców. Bezpieczeństwo i higiena pracy w miejscu pracy. 2016 wrzesień;64(9):433-9.
29. Kajosaari LI, Backman JT, Neuvonen M, Laitila J, Neuvonen PJ. Brak wpływu bezafibratu i fenofibratu na farmakokinetykę i farmakodynamikę repaglinidu. Brytyjskie czasopismo z zakresu farmakologii klinicznej. 2004 Oct 1;58(4):390-6.

30. Jiang XL, Samant S, Lesko LJ, Schmidt S. Farmakokinetyka kliniczna i farmakodynamika klopidogrelu. Farmakokinetyka kliniczna. 2015 luty 1;54(2):147-66.
31. American Diabetes Association. Standardy opieki medycznej w cukrzycy na lata 2016-2016 skrócone dla placówek podstawowej opieki zdrowotnej. Cukrzyca kliniczna: publikacja American Diabetes Association. 2016 Jan;34(1):3.
32. Kim SJ, Yoshikado T, Ieiri I, Maeda K, Kimura M, Irie S, Kusuhara H, Sugiyama Y. Wyjaśnienie mechanizmu interakcji leku z klopidogrelem w klinicznym badaniu kasetowym małych dawek i jego przewidywanie na podstawie informacji in vitro. Metabolizm narkotykowy i dyspozycja. 2016 Jan 1:dmd-116.
33. Tornio A, Filppula AM, Kailari O, Neuvonen M, Nyrönen TH, Tapaninen T, Neuvonen PJ, Niemi M, Backman JT. Glukuronizacja przekształca klopidogrel w silny, zależny od czasu inhibitor CYP2C8: metabolit fazy II jako sprawcę interakcji lek-lek. Farmakologia kliniczna i terapia. 2014 Październik 1;96(4):498-507.
34. Wang ZY, Chen M, Zhu LL, Yu LS, Zeng S, Xiang MX, Zhou Q. Farmakokinetyczne interakcje leków z klopidogrelem: uaktualniony przegląd i zarządzanie ryzykiem w terapii skojarzonej. Terapia i zarządzanie ryzykiem klinicznym. 2015;11:449.
35. Matsuda S, Koyasu S. Mechanizmy działania cyklosporyny. Immunofarmakologia. 2000 maj 1;47(2-3):119-25.
36. Vincenti F, Friman S, Scheuermann E, Rostaing L, Jenssen T, Campistol JM, Uchida K, Pescovitz MD, Marchetti P, Tuncer M, Citterio F. Wyniki międzynarodowego, randomizowanego badania porównującego zaburzenia metabolizmu glukozy i wynik z cyklosporyną versus tacrolimus. American Journal of Transplantation. 2007 czerwiec 1;7(6):1506-14.
37. Dumortier J, Bernard S, Bouffard Y, Boillot O. Konwersja z takrolimusa na cyklosporyny u przeszczepionych pacjentów z cukrzycą. Transplantacja wątroby. 2006 Kwiecień 1;12(4):659-64.
38. Ghisdal L, Bouchta NB, Broeders N, Crenier L, Hoang AD, Abramowicz D, Wissing KM. Konwersja z takrolimusa na cyklosporynę A dla nowo zachorowanej cukrzycy po przeszczepie: jednoośrodkowe doświadczenie w

leczeniu pacjentów po przeszczepie nerki i przegląd literatury. Transplantacja międzynarodowa. 2008 luty 1;21(2):146-51.

39. Kisiel B, Kruszewski R, Juszkiewicz A, Raczkiewicz A, Bachta A, Tłustochowicz M, Staniszewska-Varga J, Kłos K, Duda K, Bogusławska-Walecka R, Płoski R. Methotrexate, cyclosporine A, and biologics protect against atherosclerosis in rheumatoid arthritis. Journal of immunology research. 2015;2015.
40. Oryoji K, Kiyohara C, Horiuchi T, Tsukamoto H, Niiro H, Shimoda T, Akashi K, Yanase T. Zmniejszona grubość śródmiąższowa szyjki macicy u chorych na toczeń rumieniowaty układowy leczonych cyklosporyną A. Współczesna reumatologia. 2014 Jan 1;24(1):86-92.
41. MCDERMOTT E, POWELL R. Cyklosporyna w leczeniu zespołu Churga i Straussa. Roczniki chorób reumatycznych. 1998 Apr;57(4):258.
42. Shitara Y, Itoh T, Sato H, Li AP, Sugiyama Y. Inhibicja wchłaniania wątroby za pośrednictwem transportera jako mechanizm interakcji leku z ceriwastatyną i cyklosporyną A. Journal of Pharmacology and Experimental Therapeutics. 2003 luty 1;304(2):610-6.
43. Gertz M, Cartwright CM, Hobbs MJ, Kenworthy KE, Rowland M, Houston JB, Galetin A. Cyklosporynowe hamowanie CYP3A4, wchłanianie i transportery wypływowe: zastosowanie modelowania PBPK w ocenie potencjału interakcji lek-lek. Badania farmaceutyczne. 2013 Mar 1:30(3):761-80.
44. Amundsen R, Åsberg A, Ohm IK, Christensen H. Cyclosporine A-i tacrolimus-mediated inhibition of CYP3A4 and CYP3A5 in vitro. Metabolizm narkotykowy i dyspozycja. 2012 Apr 1;40(4):655-61.
45. Backman JT, Kajosaari LI, Niemi M, Neuvonen PJ. Cyklosporyna A zwiększa stężenie w osoczu i działanie repaglinidu. American Journal of Transplantation. 2006 wrzesień 1;6(9):2221-2.
46. Kajosaari LI, Niemi M, Neuvonen M, Laitila J, Neuvonen PJ, Backman JT. Cyklosporyna znacznie podnosi stężenie repaglinidu w osoczu. Farmakologia kliniczna i terapia. 2005 Oct 1;78(4):388-99.
47. Türk T, Witzke O. Pharmacological interaction between cyclosporine A and repaglinide. Czy to ma znaczenie kliniczne? American Journal of Transplantation. 2006 wrzesień 1;6(9):2223-.

48. Zuckerman JM, Qamar F, Bono BR. Przegląd makrolidów (acytromycyny, klarytromycyny), ketolidów (telitromycyny) i glicylocyklin (tigecykliny). Kliniki medyczne. 2011 lipiec 1;95(4):761-91.
49. Seithel A, Eberl S, Singer K, Auge D, Heinkele G, Wolf NB, Dörje F, Fromm MF, König J. Wpływ antybiotyków makrolidowych na przyjmowanie anionów organicznych i leków za pośrednictwem OATP1B1 i OATP1B3. Metabolizm narkotykowy i usposobienie. 2007 maj 1;35(5):779-86.
50. Quinney SK, Malireddy SR, Vuppalanchi R, Hamman MA, Chalasani N, Gorski JC, Hall SD. Częstość występowania inhibicji CYP3A przez klarytromycynę w jelitach i wątrobie. Europejskie czasopismo farmakologii klinicznej. 2013 Mar 1;69(3):439-48.
51. Westphal JF. Makrolidowe klinicznie istotne interakcje leków z cytochromem P-450A (CYP) 3A4: aktualizacja skoncentrowana na klarytromycynie, azytromycynie i dirytromycynie. Brytyjskie czasopismo z zakresu farmakologii klinicznej. 2000 Oct 1;50(4):285-95.
52. Niemi M, Neuvonen PJ, Kivistö KT. Inhibitor cytochromu P4503A4 - klarytromycyna zwiększa stężenie w osoczu i działanie repaglinidu. Farmakologia kliniczna i terapia. 2001 lipiec 1;70(1):58-65.
53. Plosker GL, Figgitt DP. Repaglinid. Pharmacoeconomics. 2004 Kwiecień 1;22(6):389-411.
54. Kajosaari LI, Niemi M, Backman JT, Neuvonen PJ. Telitromycyna, ale nie montelukast, zwiększa stężenie w osoczu i działanie cytochromu P450 3A4 i 2C8 repaglinidu podłoża. Farmakologia kliniczna i terapia. 2006 Mar 1;79(3):231-42.
55. Khamaisi M, Leitersdorf E. Severe Hypoglycemia from Clarithromycin-Repaglinide Drug Interaction. Farmakoterapia: The Journal of Human Pharmacology and Drug Therapy. 2008 maj 1;28(5):682-4.
56. Wright AJ, Gomes T, Mamdani MM, Horn JR, Juurlink DN. Ryzyko hipotensji po współreceptacji antybiotyków makrolidowych i blokerów kanału wapniowego. Canadian Medical Association Journal. 2011 luty 22; 183(3):303-7.
57. Wen X, Wang JS, Backman JT, Laitila J, Neuvonen PJ. Trimetoprim i sulfametoksazol są selektywnymi inhibitorami odpowiednio CYP2C8 i CYP2C9. Metabolizm narkotykowy i dyspozycja. 2002 czerwiec 1,30(6):631-5.

58. Niemi M, Kajosaari LI, Neuvonen M, Backman JT, Neuvonen PJ. Inhibitor CYP2C8 trimethoprim zwiększa stężenie repaglinidu w osoczu krwi u osób zdrowych. Brytyjskie czasopismo z zakresu farmakologii klinicznej. 2004 Kwiecień 1;57(4):441-7.
59. Roustit M, Blondel E, Villier C, Fonrose X, poseł Mallaret. Objawowa hipoglikemia związana z trimetoprimem/sulfametoksazolem i repaglinidem u chorej na cukrzycę. Annale Farmakoterapii. 2010 Kwiecień 1;44(4):764-7.
60. Stancu C, Sima A. Statins: mechanizm działania i skutki. Dziennik medycyny komórkowej i molekularnej. 2001 Oct 1;5(4):378-87.
61. Liao JK, Laufs U. Plejotropowe działanie statyn. Annu. Rev. Pharmacol. Toksykol... 2005 luty 10;45:89-118.
62. Marzilli M. Plejotropowe działanie statyn. American Journal of Cardiovascular Drugs. 2010 1 grudnia 10(2):3-9.
63. Kavalipati N, Shah J, Ramakrishan A, Vasnawala H. Pleiotropowe działanie statyn. Indyjskie czasopismo z zakresu endokrynologii i metabolizmu. 2015 wrzesień;19(5):554.
64. Oesterle A, Laufs U, Liao JK. Plejotropowe działanie statyn na układ sercowo-naczyniowy. Badania cyrkulacji. 2017 Jan 6;120(1):229-43.
65. Afilalo J, Duque G, Steele R, Jukema JW, de Craen AJ, Eisenberg MJ. Statyny do profilaktyki wtórnej u pacjentów w podeszłym wieku: hierarchiczna metaanaliza bayesowska. Dziennik American College of Cardiology. 2008 Jan 1;51(1):37-45.
66. Athyros VG, Papageorgiou AA, Mercouris BR, Athyrou VV, Symeonidis AN, Basayannis EO, Demitriadis DS, Kontopoulos AG. Leczenie atorwastatyną do celu Narodowego Programu Edukacji w zakresie Cholesterolu w porównaniu do zwykłej opieki w profilaktyce wtórnej choroby wieńcowej serca. Aktualne badania i opinie medyczne. 2002 Jan 1;18(4):220-8.
67. Brugts JJ, Yetgin T, Hoeks SE, Gotto AM, Shepherd J, Westendorp RG, De Craen AJ, Knopp RH, Nakamura H, Ridker P, van Domburg R. Korzyści ze stosowania statyn u osób bez stwierdzonej choroby układu krążenia, ale z czynnikami ryzyka sercowo-naczyniowego: metaanaliza randomizowanych badań kontrolowanych. Bmj. 2009 Jun 30,338:b2376.

68. Taylor F, Ward K, Moore TH, Burke M, Davey Smith G, Casas JP, Ebrahim S. Statins do podstawowej profilaktyki chorób układu krążenia. Cochrane database syst rev. 2011 Jan 1;1(1).
69. Ebrahim S, Taylor FC, Brindle P. Statyny do podstawowej profilaktyki chorób układu krążenia. Bmj. 2014 Jan 27,348:g280.
70. Kalliokoski A, Backman JT, Kurkinen KJ, Neuvonen PJ, Niemi M. Effects of gemfibrozil and atorvastatin on the pharmacokinetics of repaglinide in relation to SLCO1B1 polymorphism. Farmakologia kliniczna i terapia. 2008 Oct 1;84(4):488-96.
71. Sekhar MC, Reddy PJ. Wpływ atorwastatyny na aktywność farmakodynamiczną i farmakokinetyczną repaglinidu u szczurów i królików. Biochemia molekularna i komórkowa. 2012 Maj 1;364(1-2):159-64.
72. Lee CK, Choi JS, Bang JS. Wpływ fluwastatyny na farmakokinetykę repaglinidu: Możliwa rola inhibicji CYP3A4 i glikoproteiny P przez fluwastatynę. The Korean Journal of Physiology & Pharmacology. 2013 Jun 1,17(3):245-51.
73. Tuomilehto J, Rastenyte D, Birkenhäger WH, Thijs L, Antikainen R, Bulpitt CJ, Fletcher AE, Forette F, Goldhaber A, Palatini P, Sarti C. Efekty blokady kanału wapniowego u starszych pacjentów z cukrzycą i nadciśnieniem skurczowym. New England Journal of Medicine. 1999 Mar 4;340(9):677-84.
74. Konzem SL, Devore VS, Bauer DW. Kontrola nadciśnienia u pacjentów z cukrzycą. Amerykański lekarz rodzinny. 2002 Oct;66(7):1209-14.
75. Tsukuda K, Mogi M, Li JM, Iwanami J, Min LJ, Sakata A, Fujita T, Iwai M, Horiuchi M. Zaburzenia funkcji poznawczych związane z cukrzycą poprawia bloker kanałów wapniowych, nifedypina. Hipertensja. 2008 Luty 1;51(2):528-33.
76. Wrighton SA, Ring BJ. Inhibicja tworzenia się ludzkiego CYP3A katalizowanego 1'-hydroksy midazolamu przez ketokonazol, nifedypinę, erytromycynę, cymetydynę i nizatydynę. Badania farmaceutyczne. 1994 Jun 1,11(6):921-4.
77. Choi JS, Choi I, Choi DH. Wpływ nifedypiny na farmakokinetykę repaglinidu u szczurów: możliwa rola inhibicji CYP3A4 i P-glikoproteiny przez nifedypinę. Raporty farmakologiczne. 2013 Październik 31,65(5):1422-30.
78. Yamashita F, Sasa Y, Yoshida S, Hisaka A, Asai Y, Kitano H, Hashida M, Suzuki H. Modelowanie dynamiki aktywacji CYP3A4 wywołanej

ryfampicyną w celu przewidywania klinicznych interakcji lekowo-lekowych na podstawie danych in vitro. PloS jeden. 2013 wrzesień 24,8(9):e70330.
79. Venkatesan K. Pharmacokinetic drug interactions with rifampicin. Farmakokinetyka kliniczna. 1992 Jan 1;22(1):47-65.
80. Rae JM, Johnson MD, Lippman ME, Flockhart DA. Rifampina jest selektywnym, plejotropowym indukatorem genów metabolizmu leków w hepatocytach ludzkich: badania z użyciem cDNA i tablic ekspresji oligonukleotydów. Journal of Pharmacology and Experimental Therapeutics. 2001 Dec 1;299(3):849-57.
81. Niemi M, Backman JT, Neuvonen M, Neuvonen PJ, Kivistö KT. Rifampina obniża stężenie w osoczu i działanie repaglinidu. Farmakologia kliniczna i terapia. 2000 listopada 1;68(5):495-500.
82. Cappellini MD, Cohen A, Piga A, Bejaoui M, Perrotta S, Agaoglu L, Aydinok Y, Kattamis A, Kilinc Y, Porter J, Capra M. Badanie fazy 3 deferasiroksa (ICL670), doustnego chelatora żelaza raz dziennie, u pacjentów z β-talasemią. Krew. 2006 maj 1;107(9):3455-62.
83. Piga A, Galanello R, Forni GL, Cappellini MD, Origa R, Zappu A, Donato G, Bordone E, Lavagetto A, Zanaboni L, Sechaud R. randomized phase II trial of deferasirox (Exjade, ICL670), a once-daily, orally-administered iron chelator, in comparison to deferoxamine in thalassemia patients with transfusional iron overload. hematologica. 2006 Jan 1;91(7):873-80.
84. Taher A, doktor Cappellini. Aktualizacja dotycząca stosowania deferasiroksów w zarządzaniu przeciążeniem żelazem. Terapia i zarządzanie ryzykiem klinicznym. 2009;5:857.)
85. Lioudaki E, Whyte M. Ostra dekompensacja serca u pacjenta z talasemią beta i cukrzycą po zaprzestaniu terapii chelacyjnej. Raporty z przypadków klinicznych. 2016 Październik 1;4(10):992-6.
86. Skerjanec A, Wang J, Maren K, Rojkjaer L. Badanie farmakokinetycznych interakcji deferasiroksem, jednorazowym doustnym chelatorem żelaza, z midazolamem, rifampiną i repaglinidem u zdrowych ochotników. The Journal of Clinical Pharmacology. 2010 luty 1;50(2):205-13.
87. Tanaka C. Farmakologia kliniczna deferasiroksa. Farmakokinetyka kliniczna. 2014 Aug 1;53(8):679-94.
88. Ruslami R, Aarnoutse RE, Alisjahbana B, Van Der Ven AJ, Van Crevel R. Implikacje globalnego wzrostu zachorowań na cukrzycę dla kontroli gruźlicy

i opieki nad pacjentami. Medycyna tropikalna i zdrowie międzynarodowe. 2010 listopad 1,15(11):1289-99.

89. Nijland HM, Ruslami R, Stalenhoef JE, Nelwan EJ, Alisjahbana B, Nelwan RH, van der Ven AJ, Danusantoso H, Aarnoutse RE, van Crevel R. Narażenie na ryfampicynę jest silnie ograniczone u pacjentów z gruźlicą i cukrzycą typu 2. Kliniczne choroby zakaźne. 2006 Oct 1;43(7):848-54.
90. Chang MJ, Chae JW, Yun HY, Lee JI, Choi HD, Kim J, Park JS, Cho YJ, Yoon HI, Lee CT, Shin WG. Wpływ cukrzycy typu 2 na farmakokinetykę populacyjną ryfampiny u chorych na gruźlicę. Gruźlica. 2015 Jan 1;95(1):54-9.
91. Niemi M, Backman JT, Neuvonen M, Neuvonen PJ. Wpływ ryfampicyny na farmakokinetykę i farmakodynamikę nateglinidu u osób zdrowych. Brytyjskie czasopismo z zakresu farmakologii klinicznej. 2003 Oct 1;56(4):427-32.
92. Al-Attas SA, Amro SO. Kandydalna kolonizacja, zróżnicowanie szczepów i wrażliwość na leki przeciwgrzybicze u dorosłych chorych na cukrzycę. Annale medycyny saudyjskiej. 2010 Mar;30(2):101.
93. Kumar BV, Padshetty NS, Bai KY, Rao MS. Częstość występowania Candida w jamie ustnej u osób chorych na cukrzycę. The Journal of the Association of Physicians of India. 2005 Jul;53:599-602.
94. Willis AM, Coulter WA, Fulton CR, Hayes JR, Bell PM, Lamey PJ. U chorych na cukrzycę leczonych insuliną przewóz pozaustrojowy i zakażenie. Medycyna cukrzycowa. 1999 sierpień 1;16(8):675-9.
95. Penk A, Pittrow L. Doświadczenie terapeutyczne z flukonazolem w leczeniu zakażeń grzybiczych u chorych na cukrzycę. Grzybice. 1999 Dec;42:97-100.
96. Niemi M, Neuvonen M, Juntti-Patinen L, Backman JT, Neuvonen PJ. Wpływ flukonazolu na farmakokinetykę i farmakodynamikę nateglinidu. Farmakologia kliniczna i terapia. 2003 Lipiec 1;74(1):25-31.
97. Takanohashi T, Koizumi T, Mihara R, Okudaira K. Prediction of the metabolic interaction of nateglinide with other drugs based on in vitro studies. Metabolizm narkotykowy i farmakokinetyka. 2007;22(6):409-18.

6. Interakcje lekowe Tiazolidyniniones

Kluczowe punkty:

- Tiazolidyniniony (TZD), takie jak Pioglitazon i Rosiglitazon, są metabolizowane głównie przez enzym CYP2C8.
- Stwierdzono, że leki hamujące działanie enzymu CYP2C8, takie jak Gemfibrozil, Clopidogrel, Trimetoprim oraz Ketokonazol i Rifampicyna (indukator enzymu CYP2C8) wpływają na farmakokinetykę TZD.
- Od lekarzy wymaga się znajomości leków wchodzących w interakcję z Thiazolidinediones, aby zapobiec ryzyku wystąpienia niepożądanych skutków.

Wprowadzenie:

Tiazolidyniniony (TZD) są lekami uczulającymi na insulinę i są stosowane w leczeniu cukrzycy typu 2. Obejmują one Pioglitazon i Rosiglitazon [1].

Mechanizm działania Thiazolidinediones:

TZD wiążą się z receptorami aktywowanymi przez Proliferatory Peroksysomu gamma (PPARγ) tkanki tłuszczowej, wątroby i komórek mięśni szkieletowych. Cz±steczki glukoregulacyjne s± indukowane, a wrażliwo¶ć na insulinę jest wzmacniana przez aktywację receptorów PPARγ [2, 3].

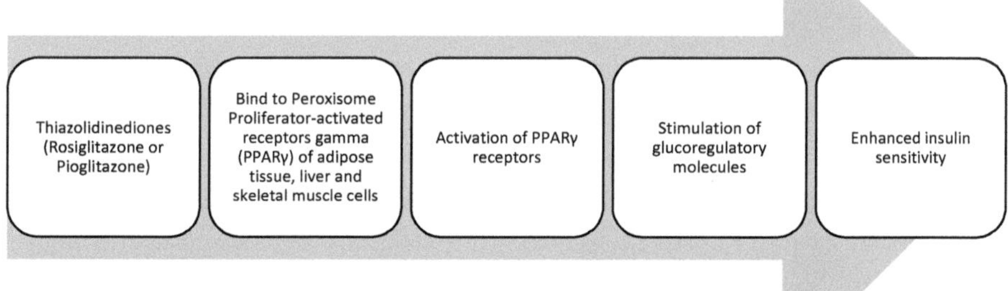

Do plejotropowych efektów TZD zalicza się poprawę czynników ryzyka sercowo-naczyniowego, takich jak dyslipidemia [4], ciśnienie tętnicze krwi [5], czynność śródbłonka [6], markery stanu zapalnego [7] oraz opóźnioną progresję miażdżycy [8, 9]. Ponadto TZD są przydatne do poprawy powikłań cukrzycy, takich jak nefropatia cukrzycowa [10]. Zespół policystycznych jajników (polycstic ovary syndrome - PCOS) może być leczony za pomocą TZD [11]. Chociaż TZD mają wiele korzystnych skutków, należy je monitorować pod kątem występowania obrzęków obwodowych i opadów lub zaostrzenia zastoinowej niewydolności serca (CHF) [12-14].

W metabolizm TZD zaangażowane są enzymy cytochromu P450 (CYP). Pioglitazon jest metabolizowany głównie przez enzym CYP2C8 i w mniejszym stopniu przez enzym CYP3A4 [15], a leki hamujące działanie enzymów CYP2C8 odgrywają główną rolę w farmakokinetycznych interakcjach lekowych pioglitazonu. Rosiglitazon jest również metabolizowany głównie przez enzym CYP2C8, jest również metabolizowany w niewielkim stopniu przez enzym CYP2C9 [16], a nieliczne inhibitory CYP2C8 określają interakcje farmakokinetyczne rosiglitazonu z lekami.

Interakcje z inhibitorami CYP2C8:

Wiele leków zostało zidentyfikowanych w celu zahamowania CYP2C8, in vitro. Silne inhibitory CYP2C8 to Montelukast, Zafirlukast, Candesartan cilexetil, Clotrimazole, Felodipine i Mometasone furaote. Ponadto zidentyfikowano leki takie jak: ketokonazol, fenofibrat, Loratadyna, Simvastatin, Lovastatin, Ritonavir, Levothyroxine, Oxybutynin, Nifedipine, Salmeterol, Raloxifene, Tamoxifen, Quercetin, Ethinyl estradiol i Spiranolactone jako umiarkowane inhibitory CYP2C8 [17]. Za najsilniejszy inhibitor CYP2C8 uznano jednak montelukast, który wywierał znikomy wpływ hamujący na metabolizm Pioglitazonu, in vivo [18].

Leki takie jak Gemfibrozil i Trimethoprim hamują metabolizm Pioglitazonu i Rosiglitazonu za pośrednictwem CYP2C8 i zwiększają ich stężeniowe działania niepożądane (tabela 1).

Tabela 6.1. Interakcje leków TZD

Leki współdziałające	Mechanizm interakcji	Komentarze
Gemfibrozil	Gemfibrozil hamuje metabolizm Pioglitazonu za pośrednictwem CYP2C8 i podnosi jego stężenie w osoczu [34, 25]. Stężenie Rosiglitazonu w osoczu krwi może być również zwiększone poprzez współdziałanie z Gemfibrozilu, poprzez hamowanie enzymu CYP2C8, co może powodować zwiększone ryzyko niepożądanego działania Rosiglitazonu [28].	Glukoza we krwi chorych przyjmujących jednocześnie Gemfibrozil i Pioglitazon powinna być dokładnie monitorowana, a w razie potrzeby dawka Pioglitazonu może być zmniejszona [27].
Clopidogrel	Metabolit glukuronidu Clopidogrelu (Clopidogrel acyl-β-d-glukuronide) jest inhibitorem enzymu CYP2C8 [35].	U chorych przyjmujących tę kombinację zaleca się ostrożność [36].
Ketokonazol	Ketokonazol umiarkowanie hamuje enzym CYP2C8 [39] i	Jednoczesne stosowanie ketokonazolu i rosiglitazonu zwiększa ryzyko wystąpienia

	słabo enzym CYP2C9 [40].	niepożądanego działania rosiglitazonu [41]. Oczekuje się, że ketokonazol będzie również znacząco oddziaływał z pioglitazonem, ponieważ jest on substratem enzymów CYP2C8 i CYP3A4 [41].
Trimethoprim	Trimetoprim może umiarkowanie hamować enzym CYP2C8 [43]. Jednoczesne stosowanie pioglitazonu i trimetoprimu może prowadzić do umiarkowanego wzrostu stężenia pioglitazonu w osoczu krwi [44]. Koadministracja Trimetoprimu i Rosiglitazonu spowodowała również zwiększenie ekspozycji Rosiglitazonu poprzez zahamowanie metabolizmu za	U chorych na cukrzycę typu 2 przyjmujących Rosiglitazon zaleca się ostrożność przy stosowaniu terapii Trimetoprimem, aby uniknąć zależnego od stężenia działania niepożądanego Rosiglitazonu [46].

	pośrednictwem CYP2C8 [45].	
Rifampicyna	Ryfampicyna może indukować zarówno enzymy CYP2C8 jak i CYP3A4 [49], które metabolizują pioglitazon. Stężenie pioglitazonu w osoczu i skuteczność terapeutyczna mogą być zmniejszone przez podanie Rifampicyny u chorych przyjmujących Pioglitazon [50].	Stężenie Rosiglitazonu w osoczu zmniejsza się również w wyniku jednoczesnego stosowania z Rifampicyną, która może indukować enzymy CYP2C8 i CYP2C9 odpowiedzialne za biotransformację Rosiglitazonu [51].

Gemfibrozil:

Gemfibrozil jest fibratem i jest skutecznym i bezpiecznym lekiem wskazanym w leczeniu hipertrójglicerydemii u chorych na cukrzycę typu 2 [19]. Metabolit glukuronidu Gemfibrozilu (Gemfibrozil 1-O-β-glukuronid) może silnie hamować enzym CYP2C8 [20-23]. Gemfibrozil hamuje metabolizm Pioglitazonu za pośrednictwem CYP2C8 i podnosi jego stężenie w osoczu [34, 25]. Ryzyko niepożądanego działania pioglitazonu związanego z dawką może być zwiększone przez jednoczesne stosowanie Gemfibrozilu i pioglitazonu [26].

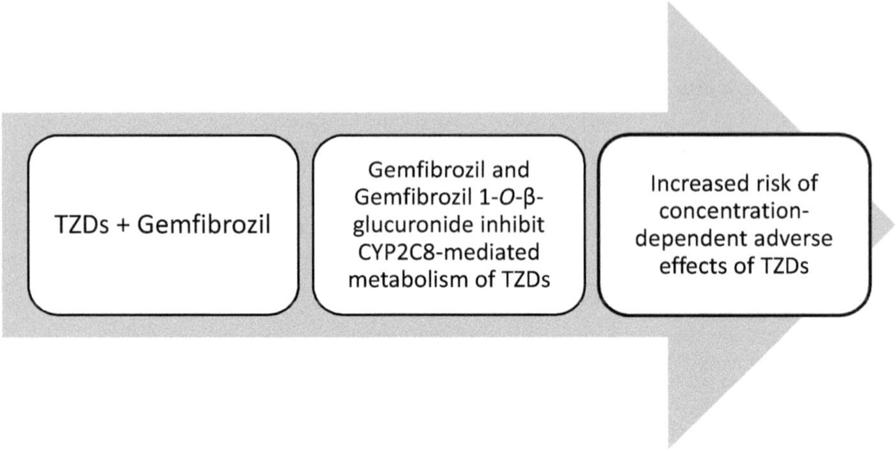

TZDs + Gemfibrozil

Gemfibrozil and Gemfibrozil 1-*O*-β-glucuronide inhibit CYP2C8-mediated metabolism of TZDs

Increased risk of concentration-dependent adverse effects of TZDs

Glukoza we krwi chorych przyjmujących jednocześnie Gemfibrozil i Pioglitazon powinna być dokładnie monitorowana, a w razie potrzeby dawka Pioglitazonu może być zmniejszona [27].

Stężenie Rosiglitazonu w osoczu krwi może być również zwiększone poprzez współdziałanie z Gemfibrozilu, poprzez hamowanie enzymu CYP2C8, co może powodować zwiększone ryzyko wystąpienia działań niepożądanych Rosiglitazonu [28]. Stwierdzono, że współistnienie fenofibratu i Rosiglitazonu może powodować miopatię [29] i obniżenie stężenia HDL [30-33].

Clopidogrel:

Clopidogrel jest lekiem przeciwpłytkowym i należy do grupy tienopirydyny drugiej generacji [34]. Metabolit glukuronidu Clopidogrelu (Clopidogrel acyl-β-d-glukuronide) jest inhibitorem enzymu CYP2C8 [35]. Koadministracja klopidogrelu i pioglitazonu może spowodować zwiększenie stężenia pioglitazonu w osoczu i ryzyko retencji płynów, co może pogorszyć objawy zastoinowej niewydolności serca i inne niepożądane działania pioglitazonu.

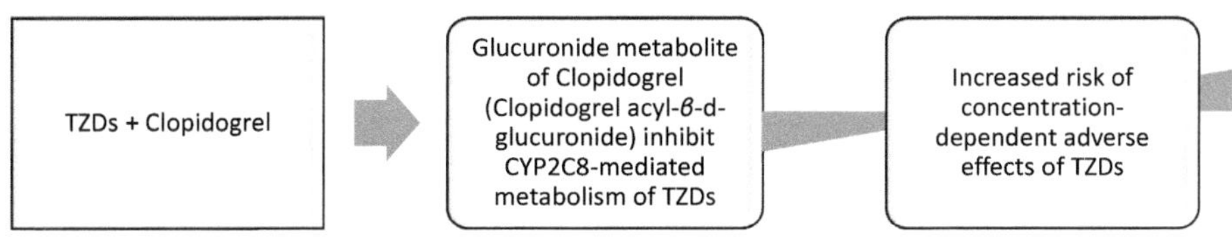

U chorych przyjmujących tę kombinację zaleca się ostrożność [36].

Ketokonazol:

Chorzy na cukrzycę mają wyższy odsetek zakażeń grzybiczych [37]. Ketokonazol jest skutecznym środkiem przeciwgrzybiczym, należącym do grupy imidazoli [38]. Ketokonazol umiarkowanie hamuje enzym CYP2C8 [39] i słabo enzym CYP2C9 [40]. Dlatego równoczesne stosowanie ketokonazolu i rosiglitazonu zwiększa ryzyko wystąpienia działań niepożądanych rosiglitazonu [41].

Oczekuje się, że ketokonazol będzie również znacząco oddziaływał z pioglitazonem, ponieważ jest on substratem enzymów CYP2C8 i CYP3A4 [41].

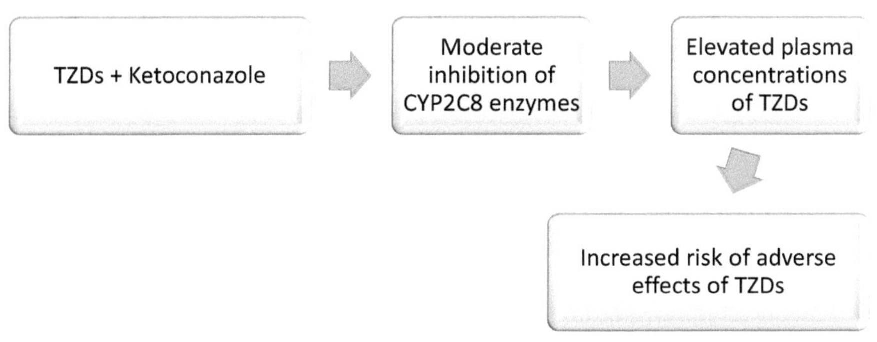

Trimethoprim:

Trimetoprim jest syntetycznym lekiem przeciwbakteryjnym, który pomaga w leczeniu zakażeń występujących w drogach moczowych, drogach oddechowych, skórze i innych [42]. Trimetoprim może umiarkowanie hamować enzym CYP2C8 [43]. Jednoczesne stosowanie Pioglitazonu i Trimetoprimu może prowadzić do umiarkowanego podwyższenia stężenia Pioglitazonu w osoczu krwi [44].

Koadministracja Trimetoprimu i Rosiglitazonu spowodowała również zwiększenie ekspozycji Rosiglitazonu poprzez zahamowanie metabolizmu za pośrednictwem CYP2C8 [45].

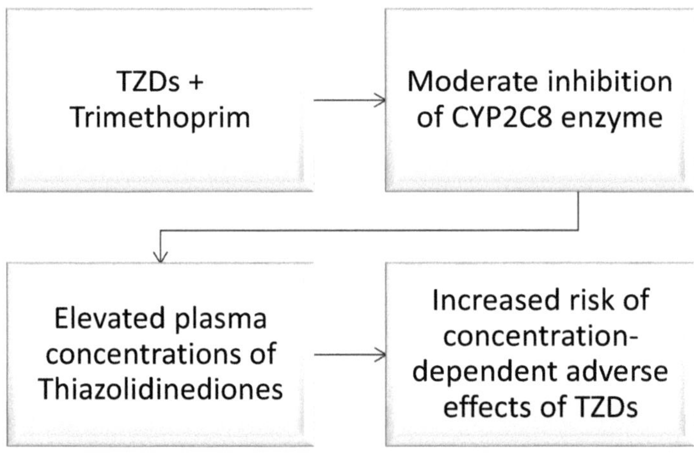

U chorych na cukrzycę typu 2 przyjmujących Rosiglitazon zaleca się ostrożność przy stosowaniu terapii Trimetoprimem, aby uniknąć zależnego od stężenia działania niepożądanego Rosiglitazonu [46].

Interakcje z induktorami CYP2C8:

W badaniach eksperymentalnych in vitro stwierdzono, że leki takie jak Rifampicyna, Phenobarbital, Cyklofosfamid, Paklitaksel, Hyperforyna (składnik dziurawca zwyczajnego) itp. indukują enzym CYP2C8 [47]. Ryfampicyna obniżyła jednak metabolizm substratów za pomocą CYP2C8 u ludzi [45, 48].

Ryfampicyna jest induktorem enzymu CYP2C8 i jej współdziałanie z tiazolidynodionami (TZD) może powodować obniżenie stężenia w osoczu i skuteczności terapeutycznej TZD.

Rifampicyna:

Ryfampicyna jest antybiotykiem stosowanym głównie w leczeniu zakażeń bakteryjnych, takich jak gruźlica (TB) i trąd. Ryfampicyna może indukować zarówno enzymy CYP2C8 jak i CYP3A4 [49], które metabolizują pioglitazon. Stężenie pioglitazonu w osoczu i skuteczność terapeutyczna mogą być zmniejszone przez podanie Rifampicyny u chorych przyjmujących Pioglitazon [50].

Stężenie Rosiglitazonu w osoczu zmniejsza się również w wyniku jednoczesnego stosowania z Rifampicyną, która może indukować enzymy CYP2C8 i CYP2C9 odpowiedzialne za biotransformację Rosiglitazonu [51].

Thiazolidinediones (TZDs) + Inducer of CYP2C8 enzyme (Rifampicin)

Decreased plasma concentrations of TZDs

Diminished therapeutic efficacy of TZDs

Referencje:

1. Diamant M, Heine RJ. Thiazolidinediones w cukrzycy typu 2. Narkotyki. 2003 Lipiec 1;63(13):1373-406. Doi: 10.2165/00003495-200363130-00004.
2. Hauner H. Tryb działania thiazolidinediones. Badania i przeglądy dotyczące cukrzycy/metabolizmu. 2002 Mar 1;18(S2). Doi: 10.1002/dmrr.249.
3. Olefsky JM. Leczenie insulinooporności za pomocą agonistów receptora γ aktywowanego przez proliferatory peroksyzomowe. The Journal of clinical investigation. 2000 Aug 15;106(4):467-72. Doi: 10.1172/JCI10843.
4. Goldberg RB, Kendall DM, Deeg MA, Buse JB, Zagar AJ, Pinaire JA, Tan MH, Khan MA, Perez AT, Jacober SJ. Porównanie działania lipidowego i glikemicznego pioglitazonu i rosiglitazonu u pacjentów z cukrzycą typu 2 i

dyslipidemią. Pielęgnacja cukrzycy. 2005 Lipiec 1;28(7):1547-54. Doi: 10.2337/diacare.28.7.1547.

5. Zhang F, Sowers JR, Ram JL, Standley PR, Peuler JD. Wpływ pioglitazonu na kanały wapniowe w mięśniu gładkim naczyniowym. Hipertensja. 1994 sierpień 1:24(2):170-5. Doi: 10.1161/01/.HYP.24.2.170.
6. Kotchen TA, Zhang HY, Reddy SR, Hoffmann RG. Wpływ pioglitazonu na reaktywność naczyniową in vivo i in vitro. American Journal of Physiology-Regulatory, Integrative and Comparative Physiology. 1996 Mar 1;270(3):R660-6. Doi: 10.1152/ajpregu.1996.270.3.R660.
7. Mohanty P, Aljada A, Ghanim H, Hofmeyer D, Tripathy D, Syed T, Al-Haddad W, Dhindsa S, Dandona P. Dowody na silne działanie przeciwzapalne rosiglitazonu. The Journal of Clinical Endocrinology & Metabolism. 2004 czerwiec 1;89(6):2728-35. Doi: 10.1210/jc.2003-032103.
8. Sidhu JS, Kaposzta Z, Markus HS, Kaski JC. Wpływ rosiglitazonu na progresję grubości błony śluzowej szyjki macicy wspólnej u pacjentów z chorobą wieńcową bez cukrzycy. Arterioskleroza, zakrzepica i biologia naczyniowa. 2004 maj 1;24(5):930-4. Doi: 10.1161/01.ATV.0000124890.40436.77.
9. Takagi T, Yamamuro A, Tamita K, Yamabe K, Katayama M, Mizoguchi S, Ibuki M, Tani T, Tanabe K, Nagai K, Shiratori K. Pioglitazon zmniejsza proliferację tkanek neointymalnych po implantacji stentu wieńcowego u pacjentów z cukrzycą typu 2: badanie ultrasonograficzne wewnątrznaczyniowe. Amerykański dziennik sercowy. 2003 Aug 1;146(2):366. Doi: 10.1016/S0002-8703(03)00146-7.
10. Okada T, Wada J, Hida K, Eguchi J, Hashimoto I, Baba M, Yasuhara A, Shikata K, Makino H. Thiazolidinediones ameliorują nefropatię cukrzycową poprzez mechanizmy zależne od cyklu komórkowego. Cukrzyca. 2006 czerwiec 1;55(6):1666-77. Doi: 10.2337/db05-1285.
11. Brettenthaler N, De Geyter C, Huber PR, Keller U. Effect of the insulin sensitizer pioglitazone on insulin resistance, hyperandrogenism, and ovulatory dysfunction in women with polycystic ovary syndrome. The Journal of Clinical Endocrinology & Metabolism. 2004 r. 1 sierpnia 89(8):3835-40. Doi: 10.1210/jc.2003-031737.
12. Elasy TA, Griffin M. Thiazolidinedione użycie, zatrzymanie płynów i zastoinowa niewydolność serca: konsensus Amerykańskiego Stowarzyszenia

Serca i Amerykańskiego Stowarzyszenia Cukrzycy: odpowiedź na Nesto. Pielęgnacja cukrzycy. 2004 sierpień 1;27(8):2096. Doi: 10.2337/diacare.27.8.2096.

13. Bełtowski J, Rachańczyk J, Włodarczyk M. Thiazolidinedione-induced fluid retention: najnowsze spojrzenie na mechanizmy molekularne. Badania PPAR. 2013;2013. Doi: 10.1155/2013/628628.

14. Horita S, Nakamura M, Satoh N, Suzuki M, Seki G. Thiazolidinediones i obrzęk: najnowsze postępy w patogenezie retencji sodu w nerkach wywołanej przez tiazolidinediones. Badania PPAR. 2015;2015. Doi: 10.1155/2015/646423.

15. Jaakkola T, Laitila J, Neuvonen PJ, Backman JT. Pioglitazon jest metabolizowany przez CYP2C8 i CYP3A4 in vitro: możliwość interakcji z inhibitorami CYP2C8. Farmakologia podstawowa i kliniczna oraz toksykologia. 2006 Lipiec 1;99(1):44-51. Doi: 10.1111/j.1742-7843.2006.pto_437.x.

16. Baldwin SJ, Clarke SE, Chenery RJ. Charakterystyka enzymów cytochromu P450 biorących udział w metabolizmie in vitro rosiglitazonu. Brytyjskie czasopismo z zakresu farmakologii klinicznej. 1999 wrzesień, 48(3):424. Doi: 10.1046/j.1365-2125.1999.00030.x.

17. Walsky RL, Gaman EA, Obach RS. Badanie 209 leków na inhibicję cytochromu P450 2C8. The Journal of Clinical Pharmacology. 2005 Jan 1;45(1):68-78. Doi: 10.1177/0091270004270642.

18. Jaakkola T, Backman JT, Neuvonen M, Niemi M, Neuvonen PJ. Montelukast i zafirlukast nie wpływają na farmakokinetykę pioglitazonu jako substratu CYP2C8. Europejskie czasopismo farmakologii klinicznej. 2006 Lipiec 1;62(7):503-9. Doi: 10.1007/s00228-006-0136-9.

19. Vinik AI, Colwell JA. Wpływ gemfibrozilu na poziom trójglicerydów u pacjentów z NIDDM: Hiperlipidemia u diabetyków badających cukrzycę. Pielęgnacja cukrzycy. 1993 Jan 1;16(1):37-44. Doi: 10.2337/diacare.16.1.37.

20. Tornio A, Neuvonen PJ, Niemi M, Backman JT. Rola gemfibrozilu jako inhibitora CYP2C8 i transporterów membranowych. Ekspertyza dotycząca metabolizmu leków i toksykologii. 2017 Jan 2;13(1):83-95. Doi: 10.1080/17425255.2016.1227791.

21. Ogilvie BW, Zhang D, Li W, Rodrigues AD, Gipson AE, Holsapple J, Toren P, Parkinson A. Glukuronizacja przekształca gemfibrozil w silny, zależny od metabolizmu inhibitor CYP2C8: implikacje dla interakcji lek-lek. Metabolizm i rozmieszczenie leków. 2006 Jan 1;34(1):191-7. Doi: 10.1124/dmd.105.007633.

22. Honkalammi J, Niemi M, Neuvonen PJ, Backman JT. Mechanizmowa dezaktywacja CYP2C8 przez Gemfibrozil Occurs Rapidly in Humans. Farmakologia kliniczna i terapia. 2011 Kwiecień 1;89(4):579-86. Doi: 10.1038/clpt.2010.358.

23. Tornio A, Niemi M, Neuvonen M, Laitila J, Kalliokoski A, Neuvonen PJ, Backman JT. Wpływ preparatu Gemfibrozil na farmakokinetykę repaglinidową utrzymuje się przez co najmniej 12 godzin po podaniu: dowód na mechaniczne zahamowanie CYP2C8 In Vivo. CliniCal pharmaCology & TherapeuTiCs. 2008 wrzesień 1;84(3):403-11. Doi: 10.1038/clpt.2008.34.

24. Takagi M, Sakamoto M, Itoh T, Fujiwara R. Mechanizm lekowego oddziaływania pioglitazonu i gemfibrozilu: Gemfibrozil acyl-glukuronid jest inhibitorem mechanizmowym CYP2C8. Metabolizm narkotykowy i farmakokinetyka. 2015 Aug 1;30(4):288-94. Doi: 10.1016/j.dmpk.2015.05.001.

25. Aquilante CL, Kosmiski LA, Bourne DW, Bushman LR, Daily EB, Hammond KP, Hopley CW, Kadam RS, Kanack AT, Kompella UB, Le M. Impact of the CYP2C8* 3 polymorphism on the drug-drug interaction between gemfibrozil and pioglitazone. Brytyjskie czasopismo z zakresu farmakologii klinicznej. 2013 Jan 1;75(1):217-26. Doi: 10.1111/j.1365-2125.2012.04343.x.

26. Jaakkola T, Backman JT, Neuvonen M, Neuvonen PJ. Działanie gemfibrozilu, itrakonazolu i ich kombinacji na farmakokinetykę pioglitazonu. Farmakologia kliniczna i terapia. 2005 maj 1;77(5):404-14. Doi: 10.1016/j.clpt.2004.12.266.

27. Deng LJ, Wang F. Wpływ gemfibrozilu na farmakokinetykę pioglitazonu. Europejskie czasopismo farmakologii klinicznej. 2005 Dec 1;61(11):831-6. Doi: 10.1007/s00228-005-0042-6.

28. Niemi M, Backman JT, Granfors M, Laitila J, Neuvonen M, Neuvonen PJ. Gemfibrozil znacznie zwiększa stężenie rosiglitazonu w osoczu. Diabetologia. 2003 Oct 1;46(10):1319-23. Doi: 10.1007/s00125-003-1181-x.

29. Ledl M, Hohenecker J, Francesconi C, Roots I, Bauer MF, Roden M. Ostra miopatia u chorego na cukrzycę typu 2 w terapii skojarzonej z metforminą, fenofibratem i rosiglitazonem. Diabetologia. 2005 Oct 1;48(10):1996-8. Doi: 10.1007/s00125-005-1919-8.

30. Normén L, Frohlich J, Montaner J, Harris M, Elliott T, Bondy G. Terapia kombinowana z fenofibratem i rosiglitazonem paradoksalnie obniża poziom cholesterolu HDL w surowicy. Pielęgnacja cukrzycy. 2004 wrzesień 1;27(9):2241-2. Doi: 10.2337/diacare.27.9.2241.

31. Schwing W, Hustak L, Taylor H. Paradoksalne poważne obniżenie stężenia cholesterolu lipoprotein o dużej gęstości w wyniku interakcji rogiglitazonu z fenofibratem. Praktyka endokrynologiczna. 2010 Jan 9;16(3):382-8. Doi: 10.4158/EP09307.OR.

32. Keidar S, Guttmann H, Stam T, Fishman I, Shapira C. Wysoka częstość występowania obniżonego cholesterolu HDL w osoczu u chorych na cukrzycę leczonych rogiglitazonem i fibratem. Farmakoepidemiologia i bezpieczeństwo leków. 2007 Nov 1;16(11):1192-4. Doi: 10.1002/pds.1448.

33. Linz PE, Lovato LC, Byington RP, O'Connor PJ, Leiter LA, Weiss D, Force RW, Crouse JR, Ismail-Beigi F, Simmons DL, Papademetriou V. Paradoksalna redukcja HDL-C z terapią fenofibratem i tiazolidynionym w cukrzycy typu 2: ACCORD Lipid Trial. Pielęgnacja cukrzycy. 2014 Mar 1;37(3):686-93. Doi: 10.2337/dc13-0790.

34. Wijeyeratne YD, Heptinstall S. Antypłytkowa terapia: Antagoniści receptorów ADP. Brytyjskie czasopismo z zakresu farmakologii klinicznej. 2011 Październik 1;72(4):647-57. Doi: 10.1111/j.1365-2125.2011.03999.x.

35. Tornio A, Filppula AM, Kailari O, Neuvonen M, Nyrönen TH, Tapaninen T, Neuvonen PJ, Niemi M, Backman JT. Glukuronizacja przekształca klopidogrel w silny, zależny od czasu inhibitor CYP2C8: metabolit fazy II jako sprawcę interakcji lek-lek. Farmakologia kliniczna i terapia. 2014 Październik 1;96(4):498-507. Doi: 10.1038/clpt.2014.141.

36. Itkonen MK, Tornio A, Neuvonen M, Neuvonen PJ, Niemi M, Backman JT. Klopidogrel znacznie zwiększa stężenie pioglitazonu w osoczu krwi w podłożu CYP2C8. Metabolizm narkotykowy i dyspozycja. 2016 r. 1 sierpnia 44(8):1364-71. Doi: 10.1124/dmd.116.070375.

37. Higa M. Kliniczna epidemiologia zakażeń grzybiczych w cukrzycy. Nihon rinsho. Japoński dziennik medycyny klinicznej. 2008 Dec;66(12):2239-44.

38. Heel RC, Brogden RN, Carmine A, Morley PA, Speight TM, Avery GS. Ketokonazol: przegląd jego skuteczności terapeutycznej w powierzchownych i układowych infekcjach grzybiczych. Narkotyki. 1982 Jan 1;23(1-2):1-36. Doi; 10.2165/00003495-198223010-00001.

39. Walsky RL, Gaman EA, Obach RS. Badanie 209 leków na inhibicję cytochromu P450 2C8. The Journal of Clinical Pharmacology. 2005 Jan 1;45(1):68-78. Doi: 10.1177/0091270004270642.

40. Miners JO, Birkett DJ. Cytochrom P4502C9: enzym o dużym znaczeniu w metabolizmie leków u ludzi. Brytyjskie czasopismo z zakresu farmakologii klinicznej. 1998 czerwiec 1;45(6):525-38. Doi: 10.1046/j.1365-2125.1998.00721.x.

41. Park JY, Kim KA, Shin JG, Lee KY. Wpływ ketokonazolu na farmakokinetykę rosiglitazonu u osób zdrowych. Brytyjskie czasopismo z zakresu farmakologii klinicznej. 2004 Oct 1;58(4):397-402. Doi: 10.1111/j.1365-2125.2004.02161.x.

42. Eliopoulos GM, Huovinen P. Odporność na trimetoprim-sulfametoksazol. Kliniczne choroby zakaźne. 2001 czerwiec 1;32(11):1608-14. Doi: 10.1086/320532.

43. Wen X, Wang JS, Backman JT, Laitila J, Neuvonen PJ. Trimetoprim i sulfametoksazol są selektywnymi inhibitorami odpowiednio CYP2C8 i CYP2C9. Metabolizm narkotykowy i dyspozycja. 2002 czerwiec 1,30(6):631-5. Doi: 10.1124/dmd.30.6.631.

44. Tornio A, Niemi M, Neuvonen PJ, Backman JT. Trimetoprim i allel CYP2C8* 3 mają odwrotny wpływ na farmakokinetykę pioglitazonu. Metabolizm narkotykowy i dyspozycja. 2008 Jan 1;36(1):73-80. Doi: 10.1124/dmd.107.018010.

45. Niemi M, Backman JT, Neuvonen PJ. Wpływ trimetoprymu i ryfampiny na farmakokinetykę cytochromu P450 2C8, substratu rosiglitazonu. Farmakologia kliniczna i terapia. 2004 wrzesień 1;76(3):239-49. doi: 10.1016/j.clpt.2004.05.001.

46. Hruska MW, Amico JA, Langaee TY, Ferrell RE, Fitzgerald SM, Frye RF. Wpływ trimetoprymu na metabolizm rosiglitazonu w mikrosomach ludzkiej wątroby i u osób zdrowych był mediowany przez CYP2C8. Brytyjskie czasopismo z zakresu farmakologii klinicznej. 2005 Jan 1;59(1):70-9. doi: 10.1111/j.1365-2125.2005.02263.x.

47. Backman JT, Filppula AM, Niemi M, Neuvonen PJ. Rola cytochromu P450 2C8 w metabolizmie leków i interakcjach. Przeglądy farmakologiczne. 2016 Jan 1;68(1):168-241. Doi: 10.1124/pr.115.011411.

48. Niemi M, Backman JT, Neuvonen M, Neuvonen PJ, Kivistö KT. Rifampina obniża stężenie w osoczu i działanie repaglinidu. Farmakologia kliniczna i terapia. 2000 listopada 1;68(5):495-500. Doi: 10.1067/mcp.2000.111183.

49. Glaeser H, Drescher S, Eichelbaum M, Fromm MF. Wpływ ryfampicyny na ekspresję i funkcjonowanie enzymów cytochromu P450 w jelicie ludzkim. Brytyjskie czasopismo z zakresu farmakologii klinicznej. 2005 Luty 1;59(2):199-206. Doi: 10.1111/j.1365-2125.2004.02265.x.

50. Jaakkola T, Backman JT, Neuvonen M, Laitila J, Neuvonen PJ. Wpływ ryfampicyny na farmakokinetykę pioglitazonu. Brytyjskie czasopismo z zakresu farmakologii klinicznej. 2006 Jan 1;61(1):70-8. Doi: 10.1111/j.1365-2125.2005.02515.x.

51. Park JY, Kim KA, Kang MH, Kim SL, Shin JG. Wpływ ryfampiny na farmakokinetykę rosiglitazonu u osób zdrowych. Farmakologia kliniczna i terapia. 2004 Mar 1;75(3):157-62. Doi: 10.1016/j.cl.

7. Interakcje leków z inhibitorami α-glukozydazy

Kluczowe punkty:

- Inhibitory α-glukozydazy pomagają w tłumieniu hiperglikemii poposiłkowej i obejmują Acarbose, Miglitol i Voglibose.
- Ruchliwość przewodu pokarmowego jest zwiększona przez podanie Acarbose, co może prowadzić do zmniejszenia wchłaniania Digoksyny i Metronidazolu.
- INR u pacjentów przyjmujących Warfarynę może być podwyższona z powodu dodania Acarbose.
- Stwierdzono, że korzystne jest stosowanie inhibitorów α-glukozydazy wraz z innymi środkami przeciwcukrzycowymi, takimi jak Metformina, Glibenclamid, Rosiglitazon, Vildagliptin i Dapagliflozina, chociaż pojawiły się doniesienia o niewielkich lub żadnych zmianach w ich właściwościach farmakokinetycznych.

- Farmakokinetyka fenytoiny i adsorbentów, takich jak kule węglowe i kationowymienne żywice polistyrenowo-sulfonowe nie ulegają znacznym zmianom w wyniku jednoczesnego stosowania Miglitolu.

Wprowadzenie:

Inhibitory α-glukozydazy pomagają pacjentom z cukrzycą typu 2 w leczeniu glikemii poposiłkowej. Należą do nich Acarbose, Miglitol i Voglibose [1].

Mechanizm działania Acarbose:

Wchłanianie skrobi i innych węglowodanów jest opóźnione przez podanie akarbozy, która hamuje trawienie skrobi alfa amylazy i disacharydu trawiącego alfa-glukozydazy [2].

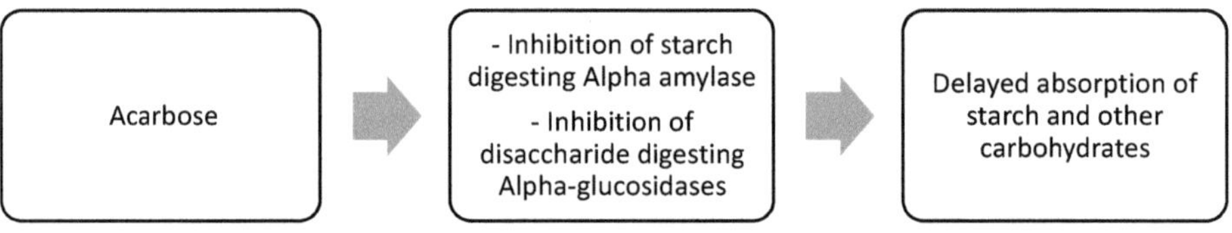

Mechanizm działania Miglitolu i Voglibose:

Miglitol i Voglibose opóźniają wchłanianie węglowodanów poprzez hamowanie dysacharydów trawiących alfa-glukozydazy [2].

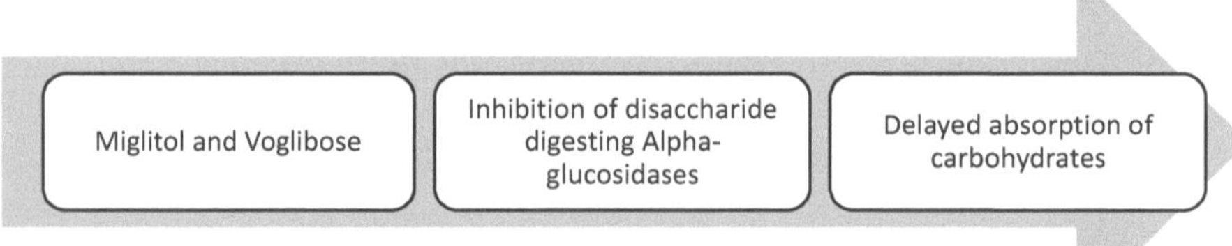

Interakcje farmakokinetyczne inhibitorów α-glukozydazy:

Ponieważ inhibitory α-glukozydazy opóźniają wchłanianie węglowodanów, mogą one zakłócać wchłanianie niektórych leków poprzez zmianę motoryki żołądka (tabela 7.1).

Tabela 7.1. Interakcje leków z inhibitorami α-glukozydazy

Leki współdziałające	**Mechanizm interakcji**	**Komentarze**
Digoksyna	Wchłanianie digoksyny jest zakłócane przez koadministrację Acarbose poprzez zwiększenie motoryki przewodu pokarmowego [6].	Sugerowano stosowanie Voglibose jako preferowanego inhibitora α-glukozydazy u chorych na cukrzycę przyjmujących Digoksynę [9].
Warfaryna	Akarboza może zwiększać wchłanianie Warfaryny [11].	Monitorowanie Międzynarodowego Współczynnika Znormalizowanego (INR) przy rozpoczęciu lub przerwaniu leczenia Acarbose u pacjentów przyjmujących Warfarynę.
Metronidazol	Wchłanianie Metronidazolu zmniejszyło się u chorych na cukrzycę przyjmujących Acarbose ze względu na zwiększoną ruchliwość i przyczepność Acarbose do Metronidazolu [29].	
Inne leki przeciwcukrzycowe *(*metformina,	Niewielkie lub żadne zmiany we właściwościach	Stwierdzono, że korzystne jest stosowanie inhibitorów α-glukozydazy wraz z innymi

glibenklamid, rosiglitazon, wildagliptyna i dapagliflozina)	farmakokinetycznych innych leków przeciwcukrzycowych nie zostały zgłoszone.	środkami przeciwcukrzycowymi.

Digoksyna:

Digoksyna jest glikozydem sercowym i jest przydatna w leczeniu stanów chorobowych serca, takich jak zastoinowa niewydolność serca, trzepotanie i migotanie przedsionków [3]. Jednoczesne stosowanie akarbozy i digoksyny powodowało zmniejszenie stężenia Digoksyny w osoczu [4, 5]. Postuluje się, że wchłanianie digoksyny jest zakłócane przez koadministrację Acarbose poprzez zwiększenie motoryki przewodu pokarmowego [6].

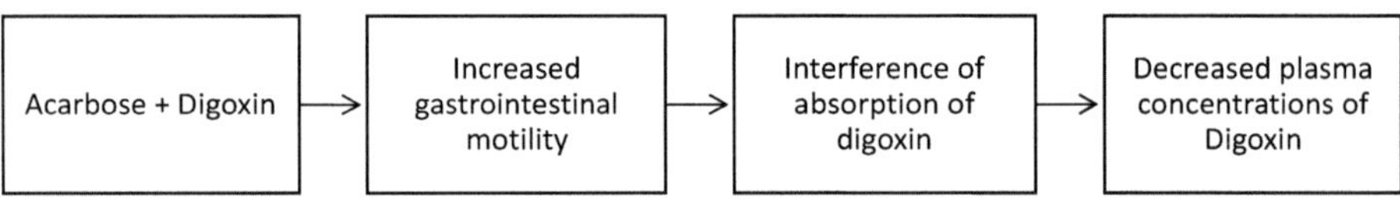

Interakcja pomiędzy Digoksyną a Acarbozą może nie mieć znaczenia klinicznego w przypadku terapeutycznych dawek Acarbose [7]. Wchłanianie Digoksyny nie jest przerywane przez jednoczesne stosowanie Voglibose, ponieważ nie wpływa ono na motorykę przewodu pokarmowego [8]. Sugerowano stosowanie Voglibose jako preferowanego inhibitora α-glukozydazy u chorych na cukrzycę przyjmujących Digoksynę [9].

Warfaryna:

Warfaryna jest doustnym lekiem przeciwzakrzepowym stosowanym powszechnie w profilaktyce zdarzeń zakrzepowo-zatorowych u chorych z żylną chorobą zakrzepowo-zatorową, przewlekłym migotaniem przedsionków, chorobą wieńcową i innymi [10]. Współczynnik International Normalized Ratio (INR) pacjenta przyjmującego Warfarynę został podwyższony po rozpoczęciu terapii Acarbose. Ponadto postawiono hipotezę, że Acarbose może zwiększać wchłanianie Warfaryny [11].

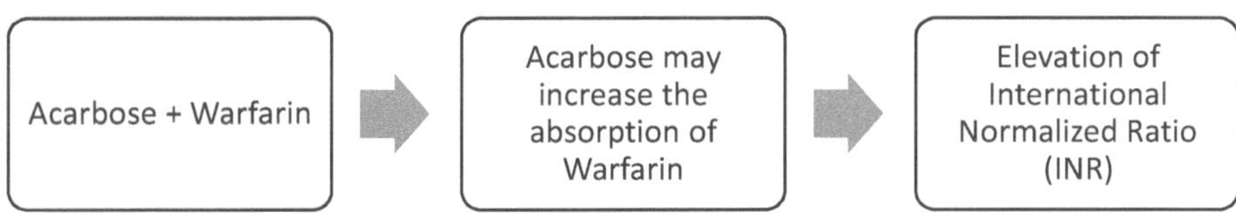

Zaleca się monitorowanie Międzynarodowego Współczynnika Znormalizowanego (INR) przy rozpoczęciu lub zakończeniu leczenia Acarbose u pacjentów przyjmujących Warfarynę. Ponadto Voglibose [12] i Miglitol [13], pozostałe inhibitory **α-glukozydazy nie miały** wpływu na farmakokinetykę i farmakodynamikę Warfaryny.

Metformina:

Metformina jest lekiem przeciwhiperglikemicznym preferowanym jako środek pierwszej linii w leczeniu cukrzycy typu 2 u pacjentów z nadwagą, a także pomaga w leczeniu różnych schorzeń, takich jak prediabetes, Gestational diabetes mellitus (GDM), otyłość, rak, policycystic Ovarian Syndrome (PCOS) i innych [14]. Stwierdzono, że biodostępność metforminy została zmniejszona w wyniku koadministracji akarbozą [15]. Dawka metforminy może być dostosowana w przypadku konieczności jednoczesnego stosowania metforminy i akarbozy [16]. Jednak metaanaliza wykazała, że dodanie akarbozy do terapii metforminą zwiększa skuteczność przeciwcukrzycową u chorych na cukrzycę typu 2 [17]. W jednym z badań stwierdzono, że na farmakokinetykę metforminy nie ma znaczącego wpływu jednoczesne stosowanie Voglibose [18].

Sulfonylureas:

Sulfonialuresztki są lekami przeciwcukrzycowymi indukującymi uwalnianie insuliny z komórek beta wysepek trzustki i obejmują takie leki jak glikloamid, gliklazyd, glipizyd i inne [19]. Jednoczesne stosowanie Glibenklamidu i Acarbose nie zmieniło farmakokinetyki Glibenklamidu i zostało uznane za użyteczny dodatek w leczeniu chorych na cukrzycę typu 2 wraz z lekami przeciwcukrzycowymi z sulfonylomocznikiem [20]. Ponadto na farmakokinetykę Glibenklamidu nie wpłynęło również jednoczesne stosowanie Voglibose - drugiego inhibitora **α-glukozydazy** [21].

Thiazolidinediones:

Tiazolidyniniony (TZD) są lekami przeciwcukrzycowymi, które zwiększają wrażliwość na insulinę, a do nich należą Rosiglitazon i Pioglitazon [22]. W jednym z badań wykazano, że farmakokinetyka rosiglitazonu zmieniła się nieznacznie i nieistotnie w wyniku koadministracji Acarbose [23].

Inhibitory DPP4:

Inhibitory peptydazy dipeptydowej 4 (DPP-4) są lekami przeciwcukrzycowymi, które blokują rozpad peptydu-1 o działaniu glukagonopodobnym (GLP-1), co powoduje poprawę wydzielania insuliny i zmniejszenie wyrzutu glukagonu. Inhibitory DPP4 obejmują Sitagliptin, Saxagliptin, Vildagliptin, Anagliptin i inne [24]. Podanie Voglibose pacjentom przyjmującym Vildagliptin zmniejszało stężenie Vildagliptin w osoczu. Korzyść kliniczna była jednak większa w przypadku tej kombinacji [25]. Jednoczesne stosowanie Miglitolu i Anagliptyny zmniejszyło właściwości farmakokinetyczne Anagliptyny, takie jak maksymalne stężenie (Cmax) i powierzchnia pod krzywą (AUC) 0-24h. Jednak to połączenie leków okazało się skuteczniejsze w zmniejszaniu stężenia glukozy na czczo i po posiłku niż jednorazowe stosowanie obu leków [26].

Inhibitory SGLT2:

Inhibitory sodowo-glukozowe Cotransporter-2 (SGLT2) są nowszymi lekami przeciwcukrzycowymi i obejmują Dapagliflozinę, Canagliflozinę i Empaglilfozinę [27]. Badanie wykazało, że Voglibose nie zmienił farmakokinetyki Dapagliflozyny i to połączenie nie wymaga żadnego dostosowania dawki [28].

Metronidazol:

Metronidazol jest środkiem przeciwdrobnoustrojowym, którego wchłanianie zmniejsza się u chorych na cukrzycę przyjmujących Acarbose ze względu na zwiększoną ruchliwość i przyleganie Acarbose do Metronidazolu [29].

Acarbose + Metronidazole

- Increased GI motility
- Adherence of Acarbose on to Metronidazole

Decreased absorption of Metronidazole

Fenytoina:

Fenytoina jest lekiem przeciwpadaczkowym, a jednoczesne stosowanie Miglitolu i Fenytoiny nie wpłynęło na biodostępność fenytoiny [30].

Adsorbenty:

Stosowanie adsorbentów, takich jak kule węglowe i kationowymienne żywice kationowymienne kwasu polistyrenowo-sulfonowego, u pacjentów przyjmujących Miglitol powodowało adsorpcję Miglitolu na adsorbenty i interakcja ta nie ma znaczenia klinicznego, ponieważ nie wpływa na farmakokinetykę i farmakodynamikę Miglitolu [31].

Referencje:

1. Van De Laar FA, Lucassen PL, Akkermans RP, Van De Lisdonk EH, Rutten GE, Van Weel C. α-Glucosidase inhibitory dla pacjentów z cukrzycą typu 2: wyniki przeglądu systematycznego i metaanalizy firmy Cochrane. Pielęgnacja cukrzycy. 2005 Jan 1;28(1):154-63.
2. Inhibitory glukozydazy Kalra S. Alpha. JPMA. The Journal of the Pakistan Medical Association. 2014 Apr;64(4):474-6.
3. Fauchier L, Laborie G, Clementy N, Babuty D. Beta-blokery czy Digoxin na migotanie przedsionków i niewydolność serca? Przegląd niewydolności serca. 2016 maj;2(1):35.
4. Ben-Ami H, Krivoy N, Nagachandran P, Roguin A, Edoute Y. Interakcja pomiędzy digoksyną i akarbozą. Pielęgnacja cukrzycy. 1999 maj 1;22(5):860.

5. Serrano J, Jiménez CM, Serrano MI, Balboa B. Możliwa interakcja o potencjalnym znaczeniu klinicznym pomiędzy digoksyną a akarbozą. Farmakologia kliniczna i terapia. 1996 listopad 1;60(5):589-92.
6. Miura T, Ueno K, Tanaka K, Sugiura Y, Mizutani M, Takatsu F, Takano YY, Shibakawa M. Utrata zdolności absorpcji digoksyny przez akarbozę. The Journal of Clinical Pharmacology. 1998 Lipiec 1;38(7):654-7.
7. Cohen E, Almog S, Staruvin D, Garty M. Lecznicze dawki akarbozy zmieniają farmakokinetykę digoksyny. Isr Med Assoc J. 2002 Oct 1;4(10):772-5.
8. Kusumoto M, Ueno K, Fujimura Y, Kameda T, Mashimo K, Takeda K, Tatami R, Shibakawa M. Brak interakcji kinetycznych pomiędzy digoksyną a wagliboząą. Europejskie czasopismo farmakologii klinicznej. 1999 Mar 12;55(1):79-80.
9. Nagai Y, Hayakawa T, Abe T, Nomura G. Czy istnieją różne skutki działania akarbozy i wagliozy na poziom digoksyny w surowicy u pacjenta z cukrzycą z zastoinową niewydolnością serca? Pielęgnacja cukrzycy. 2000 listopada 1;23(11):1703-.
10. Holbrook AM, Pereira JA, Labiris R, McDonald H, Douketis JD, Crowther M, Wells PS. Systematyczny przegląd warfaryny i jej interakcji z lekami i żywnością. Archiwum medycyny wewnętrznej. 2005 23 maja, 165(10):1095-106.
11. Morreale AP, Janetzky K. Prawdopodobne oddziaływanie warfaryny i akarbozy. Amerykański dziennik farmacji zdrowotnej. 1997 Jul 1;54(13):1551-2.
12. Fuder H, Kleist P, Birkel M, Ehrlich A, Emeklibas S, Maslak W, Stridde E, Wetzelsberger N, Wieckhorst G, Lücker PW. Inhibitor α-glukozydazy voglibozy (AO-128) nie zmienia farmakodynamiki ani farmakokinetyki warfaryny. Europejskie czasopismo farmakologii klinicznej. 1997 Październik 1;53(2):153-7.
13. Schall R, Müller FO, Hundt HK, Duursema L, Groenewoud G, Middle MV. Badanie wpływu miglitolu na farmakokinetykę i farmakodynamikę warfaryny u zdrowych mężczyzn. Arzneimittel-Forschung. 1996 Jan;46(1):41-6.

14. Maideen NM, Jumale A, Balasubramaniam R. Interakcje lekowe metforminy z białkami transportującymi leki. Zaawansowany biuletyn farmaceutyczny. 2017 Dec;7(4):501.
15. Scheen AJ, Ferreira Alves de Magalhaes AC, Salvatore T et al. Redukcja ostrej biodostępności metforminy przez inhibitor alfa-glukozydu acarbose u normalnego człowieka. Eur J Clin Invest. 1994; 24(zastąp 3):50-4.
16. Hammad MA, Tangiisuran B, Kharshid AM, Abdul-Aziz N, Hassan Y, Aziz NA, Elsayed TM. Niekontrolowana glikemia związana z interakcjami lekowymi. Journal of pharmacy & bioallied sciences. 2017 Oct;9(4):221.
17. Liu Z, Zhao X, Sun W, Wang Y, Liu S, Kang L. Metformina w połączeniu z akarbozą i pojedynczym lekiem w leczeniu cukrzycy typu 2: Meta-analiza. Medycyna eksperymentalna i terapeutyczna. 2017 Czerwiec 1;13(6):3137-45.
18. Choi HK, Oh M, Kim EJ, Song GS, Ghim JL, Shon JH, Kim HS, Shin JG. Pharmacokinetic study of metformin to compare a voglibose/metformin fixed-dose combination with coadministered voglibose and metformin. Międzynarodowe czasopismo z zakresu farmakologii klinicznej i terapeutyki. 2015 luty; 53(2):147.
19. Maideen NM, Balasubramaniam R. Farmakologicznie istotne interakcje leków przeciwcukrzycowych sulfonomocznika z pospolitymi ziołami. Journal of Herbmed Pharmacology. 2018; 7(3).
20. Gérard J, Lefebvre PJ, Luyckx AS. Farmakokinetyka glibenklamidu u chorych na cukrzycę typu 2 poddawanych działaniu akarbosu. Europejskie czasopismo farmakologii klinicznej. 1984 Mar 1;27(2):233-6.
21. Kleist P, Ehrlich A, Suzuki Y, Timmer W, Wetzelsberger N, Luecker PW, Fuder H. Jednoczesne podanie inhibitora α-glukozydazy - zwoglibiozy (AO-128) nie zmienia farmakokinetyki glikloaminianu. Europejskie czasopismo farmakologii klinicznej. 1997 Październik 1;53(2):149-52.
22. Mohamed N, Maideen P. Thiazolidinediones and their Drug Interactions involving CYP enzymes. American Journal of Physiology, Biochemistry and Pharmacology. 2018;8(2):47-54.
23. Miller AK, Inglis A, Culkin KT, Jorkasky DK, Freed MI. Wpływ akarbozy na farmakokinetykę rosiglitazonu. Europejskie czasopismo farmakologii klinicznej. 2001 maj 1;57(2):105-9.

24. Brown DX, Evans M. Wybór między agonistami receptorów GLP-1 a inhibitorami DPP-4: perspektywa farmakologiczna. Journal of nutrition and metabolism. 2012 18 października 2012.
25. Yamaguchi M, Saji T, Mita S, Kulmatycki K, He YL, Furihata K, Sekiguchi K. Pharmacokinetic and pharmacodynamic interaction of vildagliptin and voglibose in Japanese patients with Type 2 diabetes. Międzynarodowe czasopismo z zakresu farmakologii klinicznej i terapeutyki. 2013 Aug;51(8):641-51.
26. Kim K, Kaku K. Interakcja leku pomiędzy anagliptyną, nowym inhibitorem peptydazy dipeptydowej4, a miglitolem, inhibitorem α-glukozydazy, u japońskich pacjentów z cukrzycą typu 2. Jpn Pharmacol Ther. 2012;40(10):871–881.
27. Milder T, Stocker S, Abdel Shaheed C, McGrath-Cadell L, Samocha-Bonet D, Greenfield J, Day R. Terapia kombinowana z inhibitorem SGLT2 jako wstępne leczenie cukrzycy typu 2: A Systematic Review and Meta-Analizy. Dziennik medycyny klinicznej. 2019 Jan;8(1):45.
28. Imamura A, Kusunoki M, Ueda S, Hayashi N, Imai Y. Wpływ voglibozy na farmakokinetykę dapagliflozyny u japońskich pacjentów z cukrzycą typu 2. Terapia cukrzycowa. 2013 czerwiec 1;4(1):41-9.
29. Hussain SA, Kurji HA, Ghareeb MM, Abdulrazzaq MH. Wpływ akarbozy na biodostępność i farmakokinetykę metronidazolu u osób zdrowych i chorych na cukrzycę. British Journal of Pharmaceutical Research. 2012 Jan 1;2(1):41.
30. Richardt D, Rosmarin C, Havlik I, Schall R. Brak wpływu miglitolu na dostępność biologiczną fenytoiny w jednej dawce u zdrowych mężczyzn. Kliniczne dochodzenie w sprawie narkotyków. 1997 Mar 1;13(3):171-4.
31. Amioka K, Wada I, Furuta Y. Badanie in vitro interakcji leku pomiędzy Miglitolem, inhibitorem alfa-glukozydazy, a adsorbentami. Yakugaku zasshi: Journal of the Pharmaceutical Society of Japan. 2007 Dec;127(12):2051-5.

8. Interakcje leków z inhibitorami DPP4

Kluczowe punkty:

- Inhibitory peptydazy dipeptydowej 4 (DPP4) obejmują Sitagliptinę, Vildagliptin, Saxagliptin, Linagliptin, Gemigliptin, Anagliptin, Teneligliptin i Alogliptin.

- Saksagliptyna jest substratem enzymów CYP3A4/5, a inne inhibitory DPP4, takie jak Sitagliptyna, Linagliptyna, Gemigliptyna i Teneligliptyna są niecałkowicie metabolizowane przez enzymy CYP3A4, ponieważ są słabymi substratami CYP3A4.
- Stężenia saksagliptyny w osoczu krwi są znacznie zwiększone w wyniku jednoczesnego podawania ketokonazolu lub diltiazemu, natomiast nie stwierdzono istotnych interakcji pomiędzy różnymi inhibitorami DPP4 a takimi lekami jak warfaryna, digoksyna czy cyklosporyna.

Wprowadzenie

Inhibitory peptydazy dipeptydowej 4 (DPP4) są doustnymi lekami przeciwcukrzycowymi zatwierdzonymi do leczenia cukrzycy typu 2. Do członków tej klasy należą: Sitagliptin, Vildagliptin, Saxagliptin, Linagliptin, Gemigliptin, Anagliptin, Teneligliptin i Alogliptin. Enzym peptydazy dipeptydowej 4 (DPP4) bierze udział w biodegradacji inkretynów takich jak Glucagon-like peptide 1 (GLP-1) i Glucose-dependent Insulinotropic Polypeptide (GIP).

Mechanizm działania inhibitorów DPP4:

Inhibitory DPP4 pomagają zwiększyć poposiłkowe wydzielanie insuliny i hamują wydzielanie glukagonu poprzez hamowanie inaktywacji GLP-1 i GIP [1].

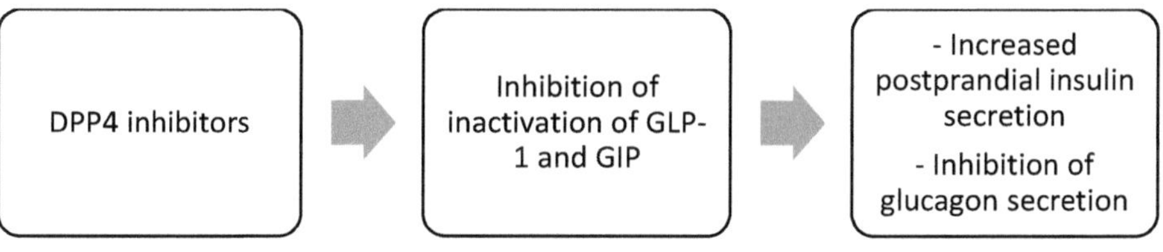

Interakcje farmakokinetyczne inhibitorów DPP4:

Enzymy cytochromu P450 (CYP) są zaangażowane w metabolizm leków fazy 1 i składają się z 57 różnych form CYP. Prawie 90% leków jest metabolizowanych głównie przez siedem enzymów CYP, w tym CYP3A4 i inne [2]. Saksagliptyna jest substratem enzymów CYP i jest metabolizowana głównie przez CYP3A4/5 w celu utworzenia aktywnego metabolitu, 5-hydroksy Saksagliptyny w drodze hydroksylacji [3]. Ponadto inne inhibitory DPP4, takie jak Sitagliptyna [4], Linagliptyna [5], Gemigliptyna [6] i Teneligliptyna [7] są słabymi substratami enzymu CYP3A4, są niecałkowicie metabolizowane przez CYP3A4, a znaczna część leków jest wydalana w postaci niezmienionej z moczem, z wyjątkiem Linagliptyny, która jest wydalana z kałem. Vildagliptin [8] i Anagliptin [9] są metabolizowane przez hydrolizę cyjanową, a około 50% podanej dawki jest wydalane jako lek niezmieniony. Leki hamujące lub indukujące enzym CYP3A4 mogą wchodzić w interakcje z inhibitorami DPP4, ponieważ niektóre z nich są substratami enzymu CYP3A4 (tabela 8.1).

P-glikoproteina (P-gp) jest środkiem transportującym ścieki i znana jest również jako białko oporności wielolekowej 1 (MDR1), ponieważ jest nadekspresyjna w komórkach nowotworowych powodując oporność na różne leki przeciwnowotworowe. P-gp bierze udział w wchłanianiu i wydalaniu leków, ponieważ znajduje się również w różnych tkankach, takich jak jelito cienkie, wątroba i nerki. P-gp pompuje doustnie podawane leki z powrotem do światła i ogranicza ich biodostępność [10]. Inhibitory DPP4 zostały zidentyfikowane jako substraty P-gp [11], a leki indukujące lub hamujące transportery P-gp mogą również wpływać na farmakokinetykę inhibitorów DPP4 (tabela 8.1).

Tabela 8.1. Interakcje leków z inhibitorami DPP4

Leki współdziałające	**Mechanizm interakcji**	**Komentarze**
Ketokonazol	Ekspozycja osocza na saksagliptynę była zwiększona przez jednoczesne podanie ketokonazolu z powodu hamowania metabolizmu saksagliptyny za pośrednictwem enzymu CYP3A4 i	Najniższą dawkę leczniczą (2,5 mg) saksagliptyny należy stosować w przypadku konieczności jednoczesnego stosowania ketokonazolu i saksagliptyny [13].

	słabego hamowania transportu za pośrednictwem P-gp.	
Diltiazem	Diltiazem jest umiarkowanym inhibitorem enzymu CYP3A4 i transportera P-gp [16], a jego współdziałanie z saksagliptyną spowodowało znaczny wzrost ekspozycji osocza na saksagliptynę [13].	
Cyklosporyna	Stwierdzono, że transport sitagliptyny za pośrednictwem Pgp był istotnie zahamowany przez koadministrację cyklosporyny [37].	Wielkość tej interakcji jest uważana za małą, ponieważ Sitagliptin ma wysoki margines bezpieczeństwa [38].
Rifampicyna	Ryfampicyna jest silnym indukatorem enzymów cytochromu P450 (CYP) 3A4 i transportera P-gp [39]. Klinicznie nieistotne zmniejszenie ekspozycji układowej na saksagliptynę obserwowano przy stosowaniu skojarzonym z Rifampicyną.	Nie jest wymagana regulacja dozowania saksagliptyny [40].

Ketokonazol

Ketokonazol jest środkiem przeciwgrzybiczym i jest znanym silnym inhibitorem enzymu CYP3A4 i transportera P-gp [12]. Zaobserwowano, że ekspozycja osocza na saksagliptynę była zwiększona przez jednoczesne podawanie ketokonazolu z powodu hamowania metabolizmu saksagliptyny za pośrednictwem enzymu CYP3A4 i słabego hamowania transportu za pośrednictwem P-gp.

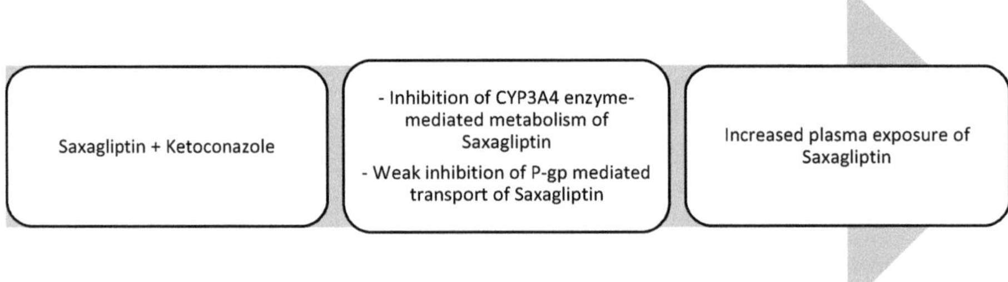

W związku z tym zaproponowano zastosowanie najniższej dawki leczniczej (2,5 mg) saksagliptyny w przypadku konieczności jednoczesnego stosowania ketokonazolu i saksagliptyny [13].

U zdrowych koreańskich ochotników płci męskiej, którzy przyjmowali ketokonazol wraz z gemigliptyną, zaobserwowano znaczne podwyższenie stężenia gemigliptyny w osoczu krwi [14], natomiast nie stwierdzono istotnych interakcji z jednoczesnym stosowaniem ketokonazolu i teneligliptyny [15].

Diltiazem

Diltiazem jest blokadą kanału wapniowego (CCB) i jest wskazany w leczeniu nadciśnienia tętniczego, dusznicy bolesnej i niektórych zaburzeń rytmu serca. Diltiazem jest umiarkowanym inhibitorem enzymu CYP3A4 i transportera P-gp [16], a jego współdziałanie z saksagliptyną spowodowało znaczny wzrost ekspozycji osocza na saksagliptynę [13].

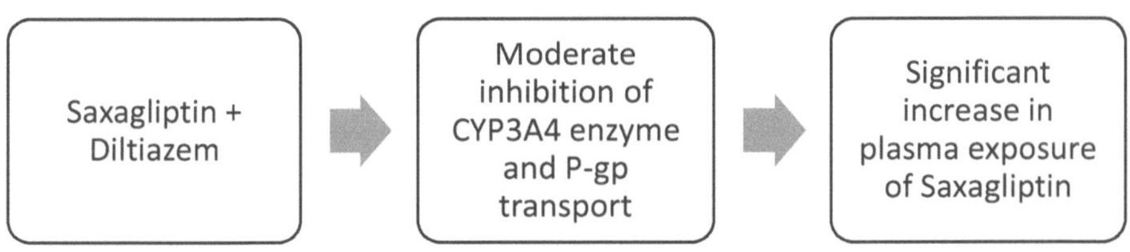

Inne inhibitory CYP3A4

Stężenie saksagliptyny w osoczu krwi może być podwyższone w wyniku koadministracji z silnymi inhibitorami CYP3A4, w tym antybiotykami makrolidowymi, takimi jak klarytromycyna i lekami przeciwretrowirusowymi (inhibitorami proteazy), takimi jak rytonawir, atazanawir i inne [17]. Przyszłe badania są niezbędne do potwierdzenia interakcji antybiotyków makrolidowych, leków przeciwretrowirusowych i innych silnych inhibitorów CYP3A4 z saksagliptyną i innymi inhibitorami DPP4.

Inhibitory reduktazy HMG CoA (Statyny)

Inhibitory lub statyny 3-Hydroxy-3-Methyl-Glutaryl-CoA reduktazy (HMG CoA reduktase) są stosowane w celu zmniejszenia ryzyka wystąpienia ostrych zdarzeń sercowo-naczyniowych poprzez kontrolę dyslipidemii [18]. Statyny obejmują Lovastatin, Simvastatin, Atorvastatin, Cerivastatin, Fluvastatin, Pravastatin, Rosuvastatin i Pitavastatin [19], a statyny takie jak Lovastatin, Simvastatin, Atorvastatin i Cerivastatin są podobno substratami enzymu CYP3A4 i transportera P-gp [20].

Ekspozycja na saksagliptynę była nieznacznie zwiększona w wyniku jednoczesnego stosowania Simvastatyny [13] i nie zaobserwowano klinicznie istotnych zmian w farmakokinetyce Simvastatyny i Sitagliptiny [21] lub Vildagliptiny [22], gdy były one stosowane jednocześnie.

Chociaż inicjacja stosowania Sitagliptyny u chorego z przewlekłą niewydolnością nerek i otrzymującego Simvastatynę doprowadziła do rozwoju objawów rabdomiolizy, takich jak ból nóg, osłabienie i tkliwość [23], to skuteczność i bezpieczeństwo stosowania kombinacji stałych dawek Sitagliptyny i Simvastatyny uznano za dopuszczalne [4]. Nie zmieniono jednak farmakokinetyki gemigliptyny i rosuwastatyny podczas ich jednoczesnego stosowania [24].

Ponadto zgłaszano, że chory przyjmujący Sitagliptynę i Lovastatynę [25] oraz chory przyjmujący Sitagliptynę i Atorwastatynę [26, 27] rozwinął chorobę Rhabdomyolizy. Pacjenci przyjmujący Sitagliptin wraz ze statynami takimi jak Atorvastatin i Lovastatin muszą być monitorowani pod kątem objawów toksyczności mięśniowej.

Warfaryna

Warfaryna jest doustnym środkiem przeciwzakrzepowym, a R-warfaryna jest substratem enzymów CYP1A2 i CYP3A4 [28]. Farmakokinetyka Warfaryny i Sitagliptyny [29], Linagliptyny [30] czy Vildagliptyny [31] nie uległa znaczącym zmianom podczas równoczesnego stosowania i zgłoszono brak konieczności dostosowania dawek obu leków.

Digoksyna

Digoksyna jest środkiem kardio-tonicznym i jest dopuszczona do leczenia chorych z niewydolnością serca i arytmią, w tym migotaniem przedsionków [32]. Digoksyna jest substratem P-gp i jej współdziałanie z linagliptyną [33] lub Vildagliptyną [34] nie doprowadziło do istotnych zmian parametrów farmakokinetycznych digoksyny. Co więcej, nie jest konieczne dostosowanie dawki obu leków, gdy Digoksyna i Linagliptin lub Vildagliptin są stosowane jednocześnie.

Cyklosporyna

Cyklosporyna jest lekiem immunosupresyjnym i jest inhibitorem enzymów CYP3A4 [35] oraz transportera P-gp [36]. Stwierdzono, że transport sitagliptyny za pośrednictwem Pgp został znacznie zahamowany przez koadministrację cyklosporyny [37], a wielkość tej interakcji jest uważana za małą, ponieważ sitagliptyna ma wysoki margines bezpieczeństwa [38].

Rifampicyna

Ryfampicyna jest antybiotykiem przeciwgruźliczym i jest silnym indukatorem enzymów cytochromu P450 (CYP) 3A4 i transportera P-gp [39]. Klinicznie nieistotne zmniejszenie ekspozycji układowej na saksagliptynę obserwowano w przypadku stosowania skojarzonego z ryfampicyną i nie ma potrzeby dostosowywania dawki saksagliptyny [40]. Jednoczesne stosowanie gemigliptyny i rifampicyny u koreańskich ochotników spowodowało jednak znaczne zmniejszenie narażenia systemowego na gemigliptynę, a dawka gemigliptyny może wymagać dostosowania w razie konieczności jednoczesnego stosowania [14].

Referencje:

1. Deacon CF. Fizjologia i farmakologia DPP-4 w homeostazie glukozy oraz w leczeniu cukrzycy typu 2. Granice w endokrynologii. 2019;10:80.
2. Raunio H, Kuusisto M, Juvonen RO, Pentikäinen OT. Modelowanie interakcji pomiędzy ksenobiotykami a enzymami cytochromowymi P450 (CYP). Granice w farmakologii. 2015 Jun 12,6:123.
3. Boulton DW. Farmakokinetyka kliniczna i farmakodynamika saksagliptyny, inhibitora peptydazy dipeptydowej4. Farmakokinetyka kliniczna. 2017 Jan 1;56(1):11-24.
4. Ramadan WH, Kabbara WK. Sitagliptin/Simvastatin: pierwsza tabletka złożona do leczenia cukrzycy typu 2 i hipercholesterolemii - przegląd jej właściwości. Zdrowie naczyniowe i zarządzanie ryzykiem. 2015;11:125.
5. Ceriello A, Inagaki N. Pharmacokinetic and pharmacodynamic evaluation of linagliptin for the treatment of type 2 diabetes mellitus, with consideration of Asian patient populations. Dziennik badań nad cukrzycą. 2017 Jan;8(1):19-28.
6. Kim N, Patrick L, Mair S, Stevens L, Ford G, Birks V, Lee SH. Wchłanianie, metabolizm i wydalanie [14C] gemigliptyny, nowego inhibitora peptydazy dipeptydowej 4, u ludzi. Xenobiotica. 2014 czerwiec 1;44(6):522-30.
7. Kishimoto M. Teneligliptin: inhibitor DPP-4 do leczenia cukrzycy typu 2. Cukrzyca, zespół metaboliczny i otyłość: cele i terapia. 2013;6:187.
8. On YL. Farmakokinetyka kliniczna i farmakodynamika vildagliptinu. Farmakokinetyka kliniczna. 2012 Mar 1;51(3):147-62.

9. Furuta S, Smart C, Hackett A, Benning R, Warrington S. Farmakokinetyka i metabolizm [14C] anagliptyny, nowatorskiego inhibitora peptydazy dipeptydowej4 u ludzi. Xenobiotica. 2013 Maj 1;43(5):432-42.
10. Finch A, Pillans P. P-glikoproteina i jej rola w interakcjach narkotykowo-lekowych. Australijski recepcjonista. 2014 Aug 4;37(4):137-9.
11. Filippatos TD, Athyros VG, Elisaf MS. Względy farmakokinetyczne i działania niepożądane inhibitorów DDP-4. Ekspertyza dotycząca metabolizmu leków i toksykologii. 2014 Jun 1,10(6):787-812.
12. Ramos L, Brignol N, Bakhtiar R, Ray T, Mc Mahon LM, Tse FL. Do analizy ilościowej ketokonazolu, silnego inhibitora cytochromu P450 3A4, w osoczu ludzkim podchodzi się z dużą wydajnością. Szybka komunikacja w spektrometrii masowej. 2000 Dec 15;14(23):2282-93.
13. Patel CG, Li L, Girgis S, Kornhauser DM, Frevert EU, Boulton DW. Badania farmakokinetycznych interakcji dwukierunkowych pomiędzy saksagliptyną a substratami lub inhibitorami cytochromu P450: simwastatyną, diltiazememem o przedłużonym uwalnianiu i ketokonazolem. Farmakologia kliniczna: postępy i wnioski. 2011;3:13.
14. Noh YH, Lim HS, Jin SJ, Kim MJ, Kim YH, Sung HR, Choi HY, Bae KS. Wpływ ketokonazolu i ryfampicyny na farmakokinetykę gemigliptyny, inhibitora peptydazo-IV dipeptydów: krzyżowe badanie interakcji pomiędzy lekami u zdrowych koreańskich ochotników płci męskiej. Terapia kliniczna. 2012 Maj 1;34(5):1182-94.
15. Nakamaru Y, Hayashi Y, Sekine M, Kinoshita S, Thompson J, Kawaguchi A, Davies M, Heuer HJ, Yamazaki H, Akimoto K. Wpływ ketokonazolu na farmakokinetykę inhibitora peptydazy dipeptydowej4 - teneligliptyny: badanie otwarte na zdrowych osobach białych w Niemczech. Terapia kliniczna. 2014 maj 1;36(5):760-9.
16. Teng R, Butler K. Wpływ inhibitorów CYP3A, diltiazemu i ketokonazolu na farmakokinetykę tikagrelu u zdrowych ochotników. Dziennik oceny leków. 2013 Kwiecień 23,2(1):30-9.

17. Maj M, Schindler C. Klinicznie i farmakologicznie istotne interakcje leków przeciwcukrzycowych. Postępy terapeutyczne w endokrynologii i metabolizmie. 2016 Apr;7(2):69-83.

18. Oliveira EF, Santos-Martins D, Ribeiro AM, Bras NF, Cerqueira NS, Sousa SF, Ramos MJ, Fernandes PA. Inhibitory HMG-CoA Reductase: zaktualizowany przegląd patentów na nowe związki i receptury (2011-2015). Opinia ekspercka w sprawie patentów terapeutycznych. 2016 Nov 1;26(11):1257-72.

19. Neuvonen PJ. Interakcje leków z inhibitorami reduktazy HMG-CoA (statyn): znaczenie enzymów CYP, transporterów i farmakogenetyki. Aktualna opinia w sprawie badanych narkotyków (Londyn, Anglia: 2000 r.). 2010 Mar;11(3):323-32.

20. Prawo M, Rudnicka AR. Bezpieczeństwo statynu: przegląd systematyczny. Amerykański dziennik kardiologiczny. 2006 Kwiecień 17; 97(8):S52-60.

21. Bergman AJ, Cote J, Maes A, Zhao JJ, Roadcap BA, Sun L, Valesky RJ, Yang A, Keymeulen B, Mathijs Z, Smet M. Wpływ sitagliptyny na farmakokinetykę symwastatyny. The Journal of Clinical Pharmacology. 2009 Kwiecień 1;49(4):483-8.

22. Ayalasomayajula SP, Dole K, He YL, Ligueros-Saylan M, Wang Y, Campestrini J, Humbert H, Sunkara G. Ocena potencjału stabilnych interakcji farmakokinetycznych pomiędzy vildagliptinem i simvastatinem u osób zdrowych. Aktualne badania i opinie medyczne. 2007 Jan 1;23(12):2913-20.

23. Kao DP, Kohrt HE, Kugler J. niewydolność nerek i rabdomioliza związana ze stosowaniem sitagliptyny i simwastatyny. Medycyna cukrzycowa. 2008 Oct;25(10):1229-30.

24. Choi HY, Lim HS, Kim YH, Jeon HS, Kim MJ, Lee SH, Jung JH, Lee YK, Kim HJ, Bae KS. Ocena farmakokinetyki inhibitora gemigliptyny DPP-4 w przypadku skojarzonego stosowania rosuwastatyny lub irbesartanu u osób zdrowych. Aktualne badania i opinie medyczne. 2015 luty 1;31(2):229-41.

25. DiGregorio RV, Pasikhova Y. Rhabdomyolysis caused by a potential sitagliptin-lovastatin interaction. Farmakoterapia: The Journal of Human Pharmacology and Drug Therapy. 2009 Mar;29(3):352-6.

26. Khan MW, Kurian S, Bishnoi R. Acute-onset rhabdomyolysis secondary to sitagliptin and atorvastatin interaction. Międzynarodowe czasopismo medycyny ogólnej. 2016;9:103.

27. Bhome R, Penn H. Rhabdomyolysis precipitated by a sitagliptin-atorvastatin drug interaction. Medycyna cukrzycowa. 2012 maj;29(5):693-4).

28. King CA, Babcock KM, Godios RJ, King BS. Znacząca interakcja pomiędzy warfaryną i nafcyliną. Terapeutyczny postęp w dziedzinie bezpieczeństwa leków. 2018 listopada;9(11):667-71.

29. Wright DH, Herman GA, Maes A, Liu Q, Johnson-Levonas AO, Wagner JA. Wielokrotne dawki sitagliptyny, selektywnego inhibitora DPP-4, nie wpływają znacząco na farmakokinetykę i farmakodynamikę warfaryny. The Journal of Clinical Pharmacology. 2009 Październik 1;49(10):1157-67.

30. Graefe-Mody EU, Brand T, Ring A, Withopf B, Stangier J, Iovino M, Woerle HJ. Wpływ linagliptyny na farmakokinetykę i farmakodynamikę warfaryny u zdrowych ochotników. Międzynarodowe czasopismo z zakresu farmakologii klinicznej i terapeutyki. 2011 maj;49(5):300-10.

31. He YL, Sabo R, Riviere GJ, Sunkara G, Leon S, Ligueros-Saylan M, Rosenberg M, Dole WP, Howard D. Wpływ na farmakokinetykę i farmakodynamikę warfaryny u osób zdrowych nowego doustnego inhibitora peptydazy dipeptydowej IV. Aktualne badania i opinie medyczne. 2007 maj 1;23(5):1131-8.

32. Cheng JW, Rybak I. Stosowanie digoksyny w niewydolności serca i migotaniu przedsionków u osób starszych. Amerykański dziennik farmakoterapii geriatrycznej. 2010 Październik 1;8(5):419-27.

33. Friedrich C, Ring A, Brand T, Sennewald R, Graefe-Mody EU, Woerle HJ. Ocena interakcji farmakokinetycznej po podaniu wielu dawek linagliptyny i digoksyny doustnie u zdrowych ochotników. Europejskie czasopismo dotyczące metabolizmu leków i farmakokinetyki. 2011 Mar 1;36(1):17-24.

34. He YL, Sabo R, Sunkara G, Bizot MN, Riviere GJ, Leon S, Ligueros-Saylan M, Dole WP, Howard D. Ocena farmakokinetycznych interakcji pomiędzy vildagliptinem i digoksyną u zdrowych ochotników. The Journal of Clinical Pharmacology. 2007 Aug 1;47(8):998-1004.

35. Pakkir Maideen NM, Manavalan G, Balasubramanian K. Interakcje leków przeciwcukrzycowych meglitynowców z udziałem enzymów CYP i transportera OATP1B1. Postępy terapeutyczne w endokrynologii i metabolizmie. 2018 Aug;9(8):259-68.

36. Dorababu M, Nishimura A, Prabha T, Naruhashi K, Sugioka N, Takada K, Shibata N. Wpływ cyklosporyny na transport leków i farmakokinetykę nifedypiny. Biomedycyna i farmakoterapia. 2009 Nov 1;63(9):697-702.

37. Krishna R, Bergman A, Larson P, Cote J, Lasseter K, Dilzer S, Wang A, Zeng W, Chen L, Wagner J, Herman G. Wpływ pojedynczej dawki cyklosporyny na farmakokinetykę pojedynczej dawki sitagliptyny (MK-0431), inhibitora peptydazy dipeptydowej4, u zdrowych mężczyzn. The Journal of clinical pharmacology. 2007 luty 1;47(2):165-74.

38. Chu XY, Bleasby K, Yabut J, Cai X, Chan GH, Hafey MJ, Xu S, Bergman AJ, Braun MP, Dean DC, Evers R. Transport sitagliptyny - inhibitora peptydazy dipeptydowej4 przez transporter anionu organicznego 3, polipeptydu transportowego anionu organicznego 4C1 oraz wielolekooporności P-glikoproteiny. Journal of Pharmacology and Experimental Therapeutics. 2007 maj 1;321(2):673-83.

39. Kim KA, Park PW, Liu KH, Kim KB, Lee HJ, Shin JG, Park JY. Wpływ Rifampiny, induktora CYP3A i glikoproteiny P, na farmakokinetykę Risperidonu. The Journal of Clinical Pharmacology. 2008 Jan 1;48(1):66-72.

40. Upreti VV, Boulton DW, Li L, Ching A, Su H, LaCreta FP, Patel CG. Wpływ ryfampicyny na farmakokinetykę i farmakodynamikę saksagliptyny, inhibitora peptydazy dipeptydowej4, u osób zdrowych. Brytyjskie czasopismo z zakresu farmakologii klinicznej. 2011 lipiec;72(1):92-102.

9. Interakcje leków agonistów GLP-1

Kluczowe punkty:

- Agoniści GLP-1 opóźniają opróżnianie żołądka, przez co mogą zakłócać wchłanianie oddziałujących leków.
- Agoniści GLP-1 nie zmieniają znacząco farmakokinetyki leków oddziałujących, takich jak acetaminofen, digoksyna, warfaryna, doustne tabletki antykoncepcyjne, metformina, statyny, inhibitory ACE i Griseofulwina, a zatem nie wymagają żadnych dostosowań dawkowania.
- Agoniści GLP-1 mogą zwiększać ryzyko hipoglikemii w przypadku skojarzonego stosowania sulfonianów lub insulin, a ich dawka powinna być dostosowana tak, aby zapobiec epizodom hipoglikemii.
- Opóźnienia w przyswajaniu leków interakcyjnych można by uniknąć, przyjmując 1 godzinę przed podaniem agonistów GLP-1.

Wprowadzenie

Agoniści receptora glukagonopodobnego peptydu-1 (GLP-1) są mimetykami incretinowymi i są przydatni w leczeniu cukrzycy typu 2 (Type 2 DM). Leki takie jak Exenatide, Liraglutide, Lixisenatide, Albiglutide, Dulaglutide i Semaglutide są zatwierdzone jako agoniści GLP-1 i są podawane podskórnie w celu kontroli stężenia glukozy we krwi na czczo i w okresie poposiłkowym [1].

Mechanizm działania agonistów GLP-1:

Działanie przeciwcukrzycowe agonistów GLP-1 polega na wielu mechanizmach, w tym na zwiększonym wydzielaniu insuliny zależnym od glukozy, tłumieniu stężenia glukagonu, opóźnionym opróżnianiu żołądka i zmniejszonym spożyciu pokarmu [2].

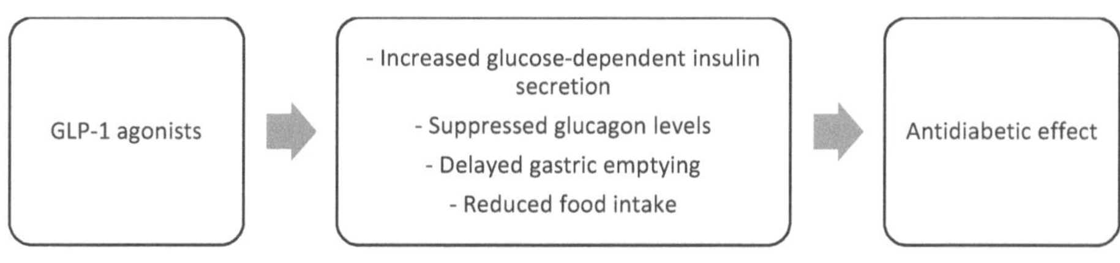

Interakcje leków farmakokinetycznych agonistów GLP-1:
Agoniści GLP-1 mogą spowalniać wchłanianie niektórych leków podawanych doustnie poprzez opóźnione opróżnianie żołądka (tabela 9.1).

Tabela 9.1. Interakcje farmakokinetyczne leków agonistów GLP-1

Leki współdziałające	**Mechanizm interakcji**	**Komentarze**
Acetaminofen	Wchłanianie acetaminofenu zostało opóźnione przez jednoczesne podanie egzenatydu [4], liraglutidu [5] lub lizenatydu [6].	Opóźnionego wchłaniania Acetaminofenu można uniknąć na 1 godzinę przed podaniem agonistów GLP-1.
Digoksyna	Jednoczesne stosowanie digoksyny i egzenatydu [8], liraglutidu [9], lizenatydu [10], albiglutidu [11], dulaglutidu [12] lub semaglutidu [13] spowodowało niewielkie opóźnienie tmaxu digoksyny.	Interakcja ta była klinicznie nieistotna i nie wymagała żadnych dostosowań dawek.

Warfaryna	Współczynnik International Normalized Ratio (INR) pacjentów przyjmujących Exenatide [15], Liraglutide [16, 17], Lixisenatide [10], Albiglutide [11], Dulaglutide [12], czy Semaglutide [13] wraz z Warfaryną nie został istotnie zmieniony, choć zaobserwowano opóźnienie w absorpcji Warfaryny.	INR pacjentów przyjmujących agonistów GLP-1 i Warfarynę jednocześnie wymaga częstego monitorowania, ponieważ Warfaryna jest lekiem o wąskim indeksie terapeutycznym.
Doustne pigułki antykoncepcyjne	Szczytowe stężenia doustnych środków antykoncepcyjnych zostały nieznacznie opóźnione przez współdziałanie Exenatidu [18], Liraglutidu [19], Lixisenatidu [10], Albiglutidu [11], Dulaglutidu [12] lub Semaglutidu [20].	Zaleca się stosowanie doustnych środków antykoncepcyjnych co najmniej na 1 godzinę przed podaniem agonistów GLP-1.
Metformina	Jednoczesne stosowanie Metforminy i Semaglutidu nie spowodowało	Koadministracja metforminy z egzenatydem [22] lub lizenatydem [23] prowadzi do poprawy kontroli glikemii.

	istotnych klinicznie zmian w farmakokinetyce Metforminy [13].	
Statyny	Biodostępność Lovastatyny zmieniła się nieznacznie w wyniku koadministracji Exenatidu i nie wymagała korekty dawki Lovastatyny [27].	Zaobserwowano również, że tmax atorwastatyny był nieznacznie opóźniony przez jednoczesne stosowanie liraglutidu [9], lizenatydu [10], dulaglutidu [12] lub semaglutidu [13].
Inhibitory ACE	Tmax Lisinoprilu został opóźniony przez jednoczesne stosowanie Liraglutidu [9], natomiast Lixisenatidu ([10] opóźnił nieznacznie tmax Ramiprilu.	Nie jest wymagane dostosowanie dawki dla inhibitorów ACE.
Hydrokortyzon	Podanie egzenatydu u chorego na cukrzycę przyjmującego hydrokortyzon opóźniło wchłanianie hydrokortyzonu.	Opóźnione wchłanianie hydrokortyzonu prowadzi do ogólnego zmęczenia i utraty apetytu z niedociśnieniem [29].
Griseofulvin	Opóźnione wchłanianie Griseofulwiny, gdy	Interakcja ta została uznana za klinicznie nieistotną.

	była ona skojarzona z Liraglutydem [31].	

Acetaminofen (Paracetamol):

Acetaminofen charakteryzuje się wysoką przepuszczalnością i wysoką rozpuszczalnością, dlatego najlepiej jest stosować go do badania właściwości opróżniania żołądka przez leki [3]. Wchłanianie acetaminofenu zostało opóźnione przez jednoczesne podanie egzenatydu [4], liraglutidu [5] lub lizenatydu [6]. Interakcja pomiędzy Acetaminofenem a agonistami GLP-1 jest minimalna i klinicznie nieistotna i nie wymaga leczenia. Opóźnionego wchłaniania Acetaminofenu można uniknąć na 1 godzinę przed podaniem agonistów GLP-1.

Digoksyna:

Digoksyna jest glikozydem wyizolowanym z naparstnicy i jest stosowana jako tonik sercowy w leczeniu zastoinowej niewydolności serca oraz jako lek antyarytmiczny w leczeniu trzepotania i migotania przedsionków [7]. Jednoczesne stosowanie di-goksyny i egzenatydu [8], liraglutidu [9], lizenatydu [10], albiglutidu [11], dulaglutidu [12] lub semaglutidu [13] spowodowało niewielkie opóźnienie tmaxu di-goksyny, który był nieistotny klinicznie i nie wymagał korekty dawki.

Warfaryna:

Warfaryna jest powszechnie stosowana jako doustny środek przeciwzakrzepowy i pomaga w leczeniu takich schorzeń jak przewlekłe migotanie przedsionków, choroba wieńcowa i inne poprzez zapobieganie wydarzeniom zakrzepowo-zatorowym [14]. Współczynnik International Normalized Ratio (INR) pacjentów przyjmujących Exenatide [15], Liraglutide [16, 17], Lixisenatide [10], Albiglutide [11], Dulaglutide [12], czy Semaglutide [13] wraz z Warfaryną nie został istotnie zmieniony, choć zaobserwowano opóźnienie w absorpcji Warfaryny. Jednak INR pacjentów przyjmujących agonistów GLP-1 i Warfarynę jednocześnie wymagało częstego monitorowania, ponieważ Warfaryna jest lekiem o wąskim indeksie terapeutycznym.

Doustne pigułki antykoncepcyjne:

Szczytowe stężenia doustnych środków antykoncepcyjnych zostały nieznacznie opóźnione przez współdziałanie Exenatidu [18], Liraglutidu [19], Lixisenatidu [10],

Albiglutidu [11], Dulaglutidu [12] lub Semaglutidu [20]. Chociaż interakcja ta nie jest klinicznie istotna, zaleca się stosowanie doustnych środków antykoncepcyjnych co najmniej 1 godzinę przed podaniem agonistów GLP-1.

Metformina:

Metformina jest biguanidem i pomaga w leczeniu wielu schorzeń, takich jak cukrzyca typu 2, cukrzyca ciążowa (Gestational Diabetes mellitus - GDM), przedcukrzyca, otyłość, policycystic Ovarian Syndrome (PCOS), rak i inne [21]. Jednoczesne stosowanie Metforminy i Semaglutidu nie spowodowało istotnych klinicznie zmian w farmakokinetyce Metforminy [13]. Ponadto współdziałanie metforminy z egzenatydem [22] lub lizenatydem [23] prowadzi do poprawy kontroli glikemii, a z liraglutydem daje synergiczny efekt przeciwnowotworowy na komórki raka trzustki [24] i synergiczny efekt ochronny na funkcję śródbłonka [25].

Statyny:

Statyny są lekami hamującymi biosyntezę cholesterolu poprzez blokowanie reduktazy 3-hydroksy-metyloglutarylowej koenzymu A (HMG CoA) ograniczającej szybkość działania [26]. Biodostępność Lovastatyny zmieniła się nieznacznie w wyniku koadministracji Exenatidu i nie wymagała korekty dawki Lovastatyny [27]. Zaobserwowano również, że tmax atorwastatyny był nieznacznie opóźniony przez jednoczesne stosowanie liraglutidu [9], lizenatydu [10], dulaglutidu [12] lub semaglutidu [13].

Inhibitory ACE:

Inhibitory konwertazy angiotensyny (angiotensin converting enzyme - ACE) są preferowane jako pierwsze środki przeciwnadciśnieniowe w leczeniu chorych na nadciśnienie tętnicze i cukrzycę [28]. Tmax Lisinoprilu został opóźniony przez jednoczesne stosowanie Liraglutidu [9], natomiast Lixisenatidu ([10] opóźnił nieznacznie tmax Ramiprilu i nie wymaga korekty dawki dla inhibitorów ACE.

Hydrokortyzon:

Podanie egzenatydu u chorej na cukrzycę z panhypopituitaryzmem, przyjmującej hydrokortyzon, opóźniło wchłanianie hydrokortyzonu, co spowodowało ogólne zmęczenie i utratę apetytu z niedociśnieniem [29].

Griseofulvin:

Griseofulwina jest lekiem przeciwgrzybiczym i jest aktywna przeciw dermatofitom [30]. Wystąpiło opóźnienie w początkowym wchłanianiu Griseofulwiny, gdy była ona skojarzona z liraglutydem [31] i interakcja ta została uznana za klinicznie nieistotną.

Farmakodynamiczne interakcje leków agonistów GLP-1:

Agoniści GLP-1 mogą zwiększać ryzyko hipoglikemii w przypadku skojarzonego stosowania sulfonianów lub insulin, a ich dawka powinna być dostosowana, aby zapobiec epizodom hipoglikemii (tabela 9.2).

Tabela 9.2. Farmakodynamiczne interakcje lekowe Nateglinidu

Leki współdziałające	**Mechanizm interakcji**	**Komentarze**
Sulfonylureas	Ryzyko hipoglikemii było większe u chorych przyjmujących Liraglutyd wraz z sulfonylomocznikiem [34].	Aby uniknąć epizodów hipoglikemii, zaleca się zmniejszenie dawki sulfonylomocznika o połowę, gdy u chorego otrzymującego sulfonylomocznik inicjuje się agonistykę GLP-1 [35].
Insuliny	Dodatek insuliny u pacjentów otrzymujących Exenatide [36] lub Liraglutide [37] spowodował znaczną kontrolę glikemiczną i redukcję masy ciała.	Aby uniknąć hipoglikemii, u chorych przyjmujących tę kombinację leków zaleca się dostosowanie dawki insuliny [35].

Sulfonylureas:

Sulfonylurany są doustnymi środkami hipoglikemizującymi stosowanymi w leczeniu cukrzycy typu 2 i obejmują takie leki, jak glikolamid, glicliclicyd, glipizyd i inne [32, 33]. Ryzyko hipoglikemii było większe u chorych przyjmujących Liraglutyd wraz z sulfonylomocznikiem [34].

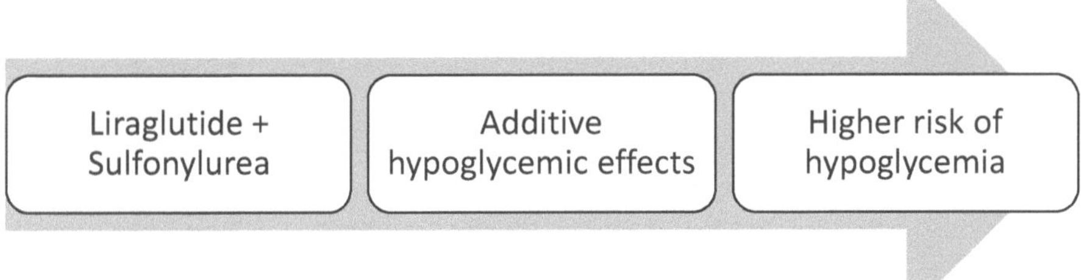

Zaleca się zmniejszenie dawki sulfonylomocznika o połowę, gdy u chorego otrzymującego sulfonylomocznik zostanie uruchomiony agonista GLP-1, aby uniknąć epizodów hipoglikemii [35].

Insuliny:

Dodatek insuliny u pacjentów otrzymujących Exenatide [36] lub Liraglutide [37] spowodował znaczną kontrolę glikemiczną i redukcję masy ciała.

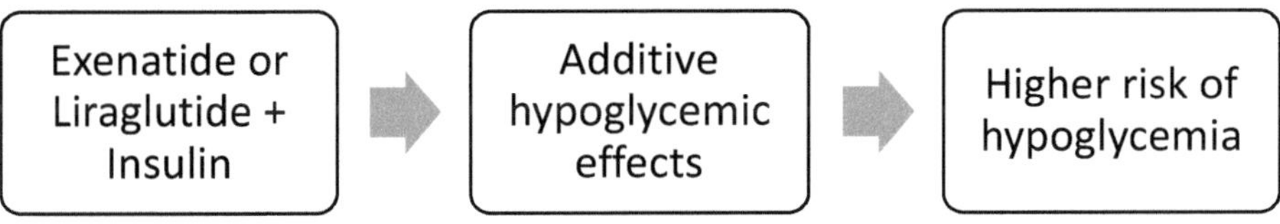

Aby uniknąć hipoglikemii, zaleca się dostosowanie dawki insuliny u pacjentów przyjmujących tę kombinację leków [35].

Referencje:

1. Romera I, Cebrián-Cuenca A, Álvarez-Guisasola F, Gomez-Peralta F, Reviriego J. A Review of Practical Issues on the Use of Glucagon-Like Peptide-1 Receptor Agonists for the Management of Type 2 Diabetes. Terapia cukrzycowa. 2019 luty 1:1-5.
2. Kalra S, Baruah MP, Sahay RK, Unnikrishnan AG, Uppal S, Adetunji O. Glucagon-like peptide-1 receptor agonistów w leczeniu cukrzycy typu 2: przeszłej, obecnej i przyszłej. Indyjskie czasopismo z zakresu endokrynologii i metabolizmu. 2016 Mar;20(2):254.
3. Ayalasomayajula S, Meyers D, Koo P, Salunke A, Majumdar T, Rebello S, Sunkara G, Chen J. Assessment of pharmacokinetic drug-drug interaction between pradigastat and acetaminophen in healthy subjects. Europejskie czasopismo farmakologii klinicznej. 2015 Apr 1;71(4):425-32.
4. Blase E, Taylor K, Gao HY, Wintle M, Fineman M. Pharmacokinetics of an oral drug (acetaminophen) administered at various times in relation to subcutaneous injection of exenatide (exendin-4) in healthy subjects. The Journal of Clinical Pharmacology. 2005 maj 1;45(5):570-7.
5. Kapitza C, Zdravkovic M, Hindsberger C, Flint A. Wpływ raz na dobę ludzkiego peptydu glukagonopodobnego 1 analogowego liraglutidu na farmakokinetykę acetaminofenu. Postępy w terapii. 2011 sierpień 1;28(8):650.
6. McCarty D, Coleman M, Boland CL. Lixisenatyd: nowy codzienny agonista GLP-1 do leczenia cukrzycy typu 2. Annale Farmakoterapii. 2017 maja;51(5):401-9.
7. Gheorghiade M, Adams Jr KF, Colucci WS. Digoksyna w leczeniu zaburzeń sercowo-naczyniowych. Cyrkulacja. 2004 Jun 22;109(24):2959-64.
8. Kothare PA, Soon DK, Linnebjerg H, Park S, Chan C, Yeo A, Lim M, Mace KF, Wise SD. Wpływ egzenatydu na stacjonarną farmakokinetykę digoksyny. The Journal of Clinical Pharmacology. 2005 wrzesień 1;45(9):1032-7.
9. Malm-Erjefält M, Ekblom M, Vouis J, Zdravkovic M, Lennernäs H. Wpływ na wchłanianie do przewodu pokarmowego leków z różnych klas w systemie klasyfikacji biofarmaceutycznej, przy leczeniu liraglutydem. Farmaceutyka molekularna. 2015 Październik 12;12(11):4166-73.

10. Petersen AB, Knop FK, Christensen M. Lixisenatide do leczenia cukrzycy typu 2. Narkotyki dzisiaj (Barc). 2013 Wrzesień 1:49(9):537-53.
11. Bush M, Scott R, Watanalumlerd P, Zhi H, Lewis E. Wpływ wielokrotnych dawek albiglutidu na farmakokinetykę, farmakodynamikę i bezpieczeństwo stosowania digoksyny, warfaryny lub doustnych środków antykoncepcyjnych w małych dawkach. Medycyna podyplomowa. 2012 1 listopada 124(6):55-72.
12. de la Peña A, Cui X, Geiser J, Loghin C. No Dose Adjustment is Recommended for Digoxin, Warfarin, Atorvastatin or a Combination Oral Contraceptive When Coadministered with Dulaglutide. Farmakokinetyka kliniczna. 2017 listopada 1;56(11):1415-27.
13. Hausner H, Karsbøl JD, Holst AG, Jacobsen JB, Wagner FD, Golor G, Anderson TW. Wpływ semaglutidu na farmakokinetykę metforminy, warfaryny, atorwastatyny i digoksyny u osób zdrowych. Farmakokinetyka kliniczna. 2017 listopada 1;56(11):1391-401.
14. Tadros R, Shakib S. Warfarin: Wskazania, zagrożenia i interakcje lekowe. Australijski lekarz rodzinny. 2010 Lipiec39(7):476.
15. Wkrótce D, Kothare PA, Linnebjerg H, Park S, Yuen E, Mace KF, Wise SD. Wpływ egzenatydu na farmakokinetykę i farmakodynamikę warfaryny u zdrowych mężczyzn azjatyckich. The Journal of Clinical Pharmacology. 2006 Oct 1;46(10):1179-87.
16. Gough SC. Liraglutyd: od badań klinicznych do praktyki klinicznej. Cukrzyca, otyłość i metabolizm. 2012 Kwiecień 1,14:33-40. ,
17. Peterson GE, Pollom RD. Liraglutyd w praktyce klinicznej: dawkowanie, bezpieczeństwo i skuteczność. International Journal of Clinical Practice. 2010 Oct;64:35-43.
18. Kothare PA, Seger ME, Northrup J, Mace K, Mitchell MI, Linnebjerg H. Effect of exenatide on the pharmacokinetics of a combination oral contraceptive in healthy women: an open-label, randomised, crossover trial. Farmakologia kliniczna BMC. 2012 Dec;12(1):8.
19. Jacobsen LV, Vouis J, Hindsberger C, Zdravkovic M. Treatment with Liraglutide-a Once-Daily GLP-1 Analog-Does Not Reduce the Bioavailability of Ethinyl Estradiol/Levonorgestrel Taken as an Oral Combination Contraceptive Drug. The Journal of Clinical Pharmacology. 2011 grudzień 1;51(12):1696-703.

20. Kapitza C, Nosek L, Jensen L, Hartvig H, Jensen CB, Flint A. Semaglutyd, raz w tygodniu ludzki analog GLP-1, nie zmniejsza biodostępności złożonego doustnego środka antykoncepcyjnego, etynylestradiolu/levonorgestrelu. The Journal of Clinical Pharmacology. 2015 maj;55(5):497-504.
21. Maideen NM, Jumale A, Balasubramaniam R. Interakcje lekowe metforminy z białkami transportującymi leki. Zaawansowany biuletyn farmaceutyczny. 2017 Dec;7(4):501.
22. Bergenstal RM, Wysham C, MacConell L, Malloy J, Walsh B, Yan P, Wilhelm K, Malone J, Porter LE, DURATION-2 Study Group. Skuteczność i bezpieczeństwo stosowania egzenatydu raz w tygodniu w porównaniu z sitagliptyną lub pioglitazonem jako dodatku do metforminy w leczeniu cukrzycy typu 2 (DURATION-2): badanie randomizowane. Lancet. 2010 Aug 7;376(9739):431-9.
23. Ratner RE, Rosenstock J, Boka G, DRI6012 Study Investigators. Działanie lizenatydu agonistycznego receptora GLP-1, zależnego od dawki, u pacjentów z cukrzycą typu 2 nieskutecznie kontrolowanych za pomocą metforminy: randomizowane, podwójnie ślepe, kontrolowane placebo badanie. Medycyna cukrzycowa. 2010 wrzesień;27(9):1024-32.
24. Lu R, Yang J, Wei R, Ke J, Tian Q, Yu F, Liu J, Zhang J, Hong T. Synergiczne działanie przeciwrakowe liraglutidu z metforminą na komórki raka trzustki. PloS jeden. 2018 Jun 13;13(6):e0198938.
25. Ke J, Liu Y, Yang J, Lu R, Tian Q, Hou W, Wang G, Wei R, Hong T. Synergiczne działanie metforminy z liraglutydem przeciwko dysfunkcji śródbłonka poprzez receptor GLP-1 i szlak sygnalizacyjny PKA. Raporty naukowe. 2017 luty 1,7:41085.
26. Oliveira EF, Santos-Martins D, Ribeiro AM, Bras NF, Cerqueira NS, Sousa SF, Ramos MJ, Fernandes PA. Inhibitory HMG-CoA Reductase: zaktualizowany przegląd patentów na nowe związki i receptury (2011-2015). Opinia ekspercka w sprawie patentów terapeutycznych. 2016 Nov 1;26(11):1257-72.
27. Kothare PA, Linnebjerg H, Skrivanek Z, Reddy S, Mace K, Pena A, Han J, Fineman M, Mitchell M. Exenatide effects on statin pharmacokinetics and lipid response. Międzynarodowe czasopismo z zakresu farmakologii klinicznej i terapeutyki. 2007 luty;45(2):114-20.

28. Wu HY, Huang JW, Lin HJ, Liao WC, Peng YS, Hung KY, Wu KD, Tu YK, Chien KL. Porównawcza skuteczność blokerów układu renina-angiotensyna i innych leków przeciwnadciśnieniowych u chorych na cukrzycę: przegląd systematyczny i metaanaliza sieci bayesowskiej. Bmj. 2013 Październik 24.347:f6008.
29. Fujita Y, Kitamura T, Otsuki M, Tamada D, Tabuchi Y, Kozawa J, Yasuda T, Okita K, Imagawa A, Kaneto H, Funahashi T. Esenatyd zmienia wchłanianie hydrokortyzonu u chorego na cukrzycę z panhypopituitaryzmem: jatrogenną niewydolność nadnerczy. Pielęgnacja cukrzycy. 2013 Jan 1;36(1):e8-.
30. Winston JA, Miller JL. Leczenie grzybicy paznokci u chorych na cukrzycę. Cukrzyca kliniczna. 2006 Październik 1;24(4):160-6.
31. Jacobsen LV, Flint A, Olsen AK, Ingwersen SH. Liraglutyd w cukrzycy typu 2: farmakokinetyka kliniczna i farmakodynamika. Farmakokinetyka kliniczna. 2016 czerwiec 1;55(6):657-72.
32. Maideen NM, Balasubramaniam R. Farmakologicznie istotne interakcje leków przeciwcukrzycowych sulfonomocznika z pospolitymi ziołami. Journal of Herbmed Pharmacology. 2018;7(3).
33. Maideen NM. Pharmacokinetic and Pharmacodynamic Interactions of Sulfonylurea Antidiabetics. European Journal of Medicine, 2018, 6(2): 83-96.
34. Jackson SH, Martin TS, Jones JD, Seal D, Emanuel F. Liraglutide (victoza): pierwszy raz dziennie iniekcja mimetyczna iniekcji inkretyny dla cukrzycy typu 2. Apteka i terapia. 2010 wrzesień;35(9):498.
35. Filippatos TD, Panagiotopoulou TV, Elisaf MS. Niekorzystne działanie agonistów receptorów GLP-1. Przegląd badań nad cukrzycą: RDS. 2014;11(3):202.
36. Sheffield C, Kane M, Busch R, Bakst G, Abelseth J, Hamilton R. Bezpieczeństwo i skuteczność egzenatydu w połączeniu z insuliną u pacjentów z cukrzycą typu 2. Praktyka endokrynologiczna. 2008 Kwiecień 1;14(3):285-92.
37. Morrow L, Hompesch M, Guthrie H, Chang D, Chatterjee DJ. Jednoczesne podawanie liraglutidu i detemiru insulinowego wykazuje dodatkowe działanie farmakodynamiczne bez interakcji farmakokinetycznych. Cukrzyca, otyłość i metabolizm. 2011 Jan;13(1):75-80.

10. Interakcje leków Amylin Analogue

Kluczowe punkty:

- Nie zgłaszano klinicznie istotnych interakcji lekowych przy stosowaniu Pramlintidu, chociaż istnieje niewiele możliwych interakcji związanych z opóźnionym przyjmowaniem leków doustnych.
- Pramlintyd spowalnia wchłanianie Acetaminofenu (Paracetamol) poprzez opóźnianie opróżniania żołądka, a także może opóźnić wchłanianie doustnych środków antykoncepcyjnych i antybiotyków poprzez podobny mechanizm. Takim interakcjom można zapobiec, stosując je 1 godzinę przed lub 2 godziny po podaniu Pramlintidu.
- Jednoczesne stosowanie inhibitorów Pramlintide i α-Glucosidase, takich jak Acarbose, Miglitol i Voglibose, może zakłócić wchłanianie substancji odżywczych przez jelita.
- Mieszając Insulinę lub Pramlintide w tej samej strzykawce, można wpłynąć na ich kompatybilność.
- Przyszłe badania są potrzebne, aby potwierdzić interakcję Pramlintidu z lekami przeciwalergicznymi i lekami o potencjale antycholinergicznym, takimi jak leki przeciwhistaminowe, przeciwdepresyjne i inne.

Wprowadzenie

Pramlintyd jest analogiem amylinowym i pomaga w zarządzaniu poziomem glukozy we krwi chorych na cukrzycę typu 1 i 2 [1]. Stężenie glukozy poposiłkowej zmniejsza się poprzez podanie Pramlintidu poprzez co najmniej trzy mechanizmy, w tym zmniejszenie wydzielania glukagonu poposiłkowego, spowolnienie opróżniania żołądka i tłumienie apetytu przez mechanizm centralny. Zmniejszenie pozaposiłkowego wydzielania glukagonu powoduje zmniejszenie produkcji glukozy z wątroby, a spożycie pokarmu zmniejsza się poprzez spowolnienie opróżniania żołądka i tłumienie apetytu [2].

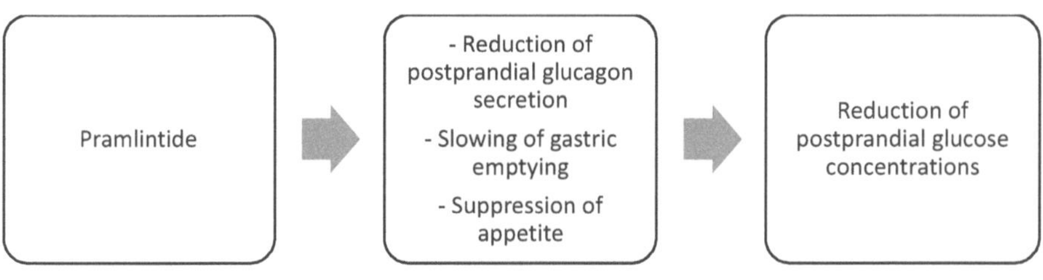

Farmakokinetyczne interakcje leku Pramlintide:

Pramlintyd może spowalniać wchłanianie niektórych leków podawanych doustnie, ponieważ opóźnia opróżnianie żołądka (**tabela 10.1**).

Tabela 10.1. Farmakokinetyczne interakcje leków Pramlintidu

Leki współdziałające	**Mechanizm interakcji**	**Komentarze**
Acetaminofen	Jednoczesne stosowanie Pramlintidu i Acetaminofenu spowodowało spowolnienie wchłaniania acetaminofenu [4].	Pacjenci mogą przyjmować Acetaminofen lub inne środki przeciwbólowe 1 godzinę przed lub 2 godziny po podaniu Pramlintidu w celu lepszego znieczulenia.
Środki antykoncepcyjne doustne	Pramlintyd może spowalniać wchłanianie doustnych środków antykoncepcyjnych z powodu opóźnionego opróżniania żołądka [5].	Chorzy stosujący Pramlintid mogą przyjmować doustne środki antykoncepcyjne 1 godzinę przed lub 2 godziny po podaniu Pramlintidu [6].
Antybiotyki:	Wchłanianie antybiotyków przez żołądek może być	Antybiotyki mogą być podawane 1 godzinę przed lub

	zakłócone przez jednoczesne podawanie Pramlintidu, co może wpływać na skuteczność terapeutyczną antybiotyków [5].	2 godziny po podaniu Pramlintidu.
Inhibitory α-glukozydazy	Inhibitory α-glukozydazy spowalniają wchłanianie składników pokarmowych w jelicie poprzez zwiększenie motoryki przewodu pokarmowego, a koadministracja Pramlintidu z inhibitorami α-glukozydazy może dalej zakłócać ich wchłanianie [7].	

Acetaminofen (Paracetamol):

Acetaminofen jest lekiem przeciwgorączkowym i miliony ludzi na całym świecie używają go codziennie. Ze względu na wysoką przepuszczalność i wysoką rozpuszczalność jest często stosowany jako marker opróżniania żołądka [3]. Jednoczesne stosowanie Pramlintidu i Acetaminofenu spowodowało spowolnienie wchłaniania acetaminofenu. Interakcja ta jest jednak klinicznie nieistotna [4]. Pacjenci mogą przyjmować Acetaminofen lub inne środki przeciwbólowe 1 godzinę przed lub 2 godziny po podaniu Pramlintidu w celu lepszego znieczulenia.

Pramlintide + Acetaminophen

Delayed gastric emptying

Slowed absorption of Acetaminophen

Środki antykoncepcyjne doustne:

Szybkie wchłanianie doustnych środków antykoncepcyjnych jest niezbędne do zapobiegania niechcianej ciąży, a Pramlintid może spowolnić wchłanianie doustnych środków antykoncepcyjnych z powodu opóźnionego opróżniania żołądka [5].

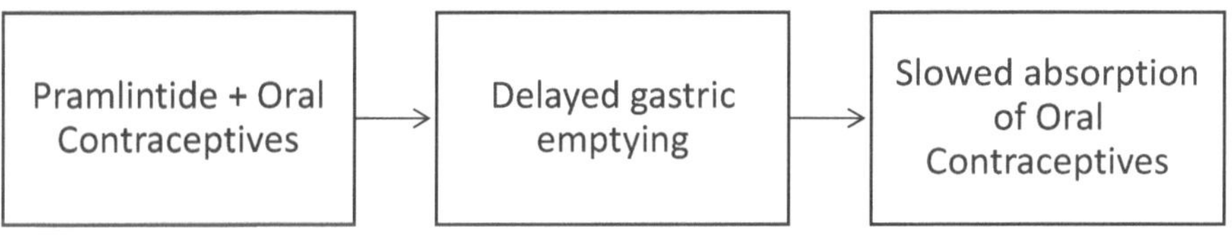

Chorzy stosujący Pramlintid mogą przyjmować doustne środki antykoncepcyjne 1 godzinę przed lub 2 godziny po podaniu Pramlintidu [6].

Antybiotyki:

Wchłanianie antybiotyków przez żołądek może być zakłócone przez jednoczesne podawanie Pramlintidu, co może wpływać na skuteczność terapeutyczną antybiotyków [5].

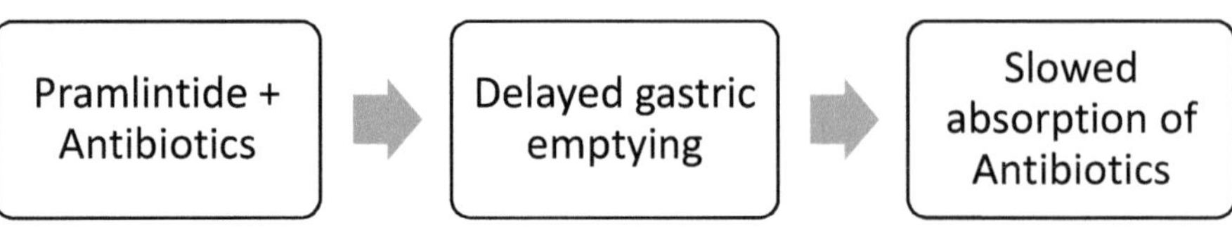

Jeżeli konieczne jest jednoczesne stosowanie leku Pramlintide i antybiotyków, antybiotyki mogą być podawane 1 godzinę przed lub 2 godziny po podaniu leku Pramlintide.

Inhibitory α-glukozydazy:

Inhibitory α-glukozydazy są doustnymi lekami przeciwcukrzycowymi stosowanymi w leczeniu pacjentów z cukrzycą typu 2 i obejmują one Acarbose, Miglitol i Voglibose. Spowalniają one wchłanianie substancji odżywczych przez jelito poprzez zwiększenie motoryki przewodu pokarmowego, a koadministracja Pramlintidu z inhibitorami α-glukozydazy może dalej zakłócać ich wchłanianie [7].

Interakcje leków farmaceutycznych Pramlintide:

Insuliny:

Mieszanie Pramlintidu z Insulinami w jednej strzykawce może mieć wpływ na kompatybilność obu leków ze względu na różnice pH. Producent zaleca, aby unikać mieszania Pramlintidu i Insulin w tej samej strzykawce, aby zapobiec tej interakcji farmaceutycznej [8].

Referencje:

1. Ryan GJ, Jobe LJ, Martin R. Pramlintide w leczeniu cukrzycy typu 1 i typu 2. Terapia kliniczna. 2005 Oct 1;27(10):1500-12.
2. Alrefai HA, Latif KA, Hieronymus LB, Weakley CR, Moss RJ. Pramlintide: strategie kliniczne dla sukcesu. Widmo cukrzycy. 2010 Mar 20;23(2):124-30.
3. Ayalasomayajula S, Meyers D, Koo P, Salunke A, Majumdar T, Rebello S, Sunkara G, Chen J. Assessment of pharmacokinetic drug-drug interaction between pradigastat and acetaminophen in healthy subjects. Europejskie czasopismo farmakologii klinicznej. 2015 Apr 1;71(4):425-32.

4. Kellmeyer TA, Kesty NC, Wang Y, Frias JP, Fineman MS. Farmakokinetyka leku doustnego (acetaminofenu) podawanego w różnym czasie w stosunku do iniekcji podskórnej pramlintidu u osób z cukrzycą typu 2. The Journal of Clinical Pharmacology. 2007 Lipiec 1;47(7):798-805.
5. Childs BP. Zastosowanie pramlintidu w cukrzycy typu 1 powoduje mniejszą hipoglikemię. Widmo cukrzycy. 2006 Jan 1;19(1):50-2.
6. Carpio GR, Fonseca VA. Aktualne informacje na temat kwestii bezpieczeństwa związanych z terapią hiperglikemiczną. Widmo cukrzycy. 2014 maj 1;27(2):92-100.
7. Younk LM, Mikeladze M, Davis SN. Pramlintid i leczenie cukrzycy: przegląd danych od momentu jego wprowadzenia. Opinia ekspercka w sprawie farmakoterapii. 2011 czerwiec 1;12(9):1439-51.
8. Weyer C, Fineman MS, Strobel S, Shen L, Data J, Kolterman OG, Sylvestri MF. Właściwości wodorostów i insuliny po zmieszaniu. Amerykański dziennik farmacji zdrowotnej. 2005 Apr 15;62(8):816-22.

11. Interakcje leków z inhibitorami SGLT2

Kluczowe punkty:

- Inhibitory SGLT2 są substratami enzymów UGT, a inhibitory SGLT2 takie jak Dapagliflozina, Canagliflozina i Ipragliflozina są metabolizowane przez glukuronizację głównie przez enzym UGT1A9.
- Oczekuje się, że leki hamujące lub indukujące UGT1A9 i inne enzymy UGT zmienią farmakokinetykę inhibitorów SGLT2.
- Chociaż narażenie na działanie dapagliflozyny i kanagliflozyny w osoczu krwi jest nieznacznie zwiększone w wyniku jednoczesnego stosowania odpowiednio kwasu mefenamowego i kwasu trądzikowego, interakcje te nie zostały uznane za klinicznie istotne.
- Zaobserwowano nieznaczne obniżenie stężenia Canagliflozyny w osoczu, a także innych czynników indukujących UGT, takich jak fenytoina, fenobarbital i rytonawir.
- Inhibitory SGLT2 mogą być współdziałać z dowolnymi lekami bez korekty dawkowania, z wyjątkiem Canagliflozyny, która wymaga większej dawki podczas stosowania wraz z inhibitorami enzymu UGT.

Wprowadzenie

Inhibitory glukozy sodowej Cotransporter 2 (SGLT2) są lekami przeciwcukrzycowymi, przydatnymi w leczeniu cukrzycy typu 2, a także w diecie i ćwiczeniach fizycznych. Do tej klasy leków przeciwcukrzycowych zatwierdzonych przez U.S. Food and Drug Administration (FDA) należą Canagliflozin, Dapagliflozin, Empagliflozin i Ertugliflozin. Ponadto inne inhibitory SGLT2, takie jak Ipragliflozina, Luseogliflozina i Tofogliflozina, są zatwierdzone w Japonii [1].

Mechanizm działania inhibitorów SGLT2:

Inhibitory SGLT2 zapobiegają ponownemu wchłanianiu glukozy i ułatwiają jej wydalanie z moczem, hamując współtransporter-2 sód-glukoza w proksymalnym kanaliku zagęszczonym, co powoduje spadek poziomu cukru we krwi [2].

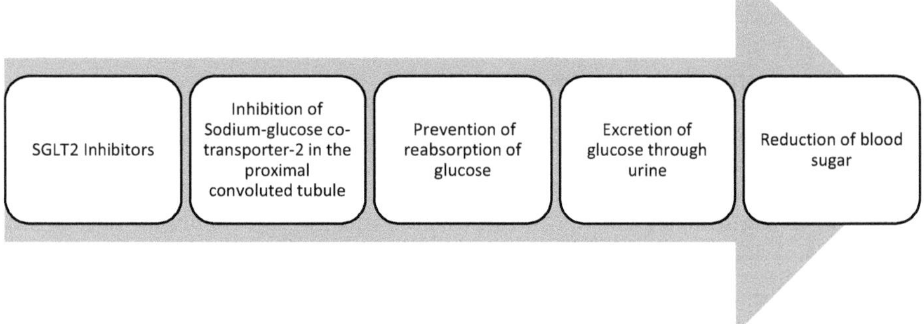

Enzymy 5'-difosfo-glukuronosylotransferazy urydyny (UDP-glukuronosylotransferazy, UGT) biorą udział w metabolizmie fazy II (glukuronizacja) niektórych leków. Nadrodzina ludzkich enzymów UGT składa się z rodzin UGT1 i UGT2, które następnie zostały podzielone jako podrodziny UGT1A, UGT2A, i UGT2B oraz członkowie tych rodzin obejmują UGT1A1, UGT1A3, UGT1A4, UGT1A6, UGT1A7, UGT1A8, UGT1A9, UGT1A10, UGT2B4, UGT2B7, UGT2B15 i UGT2B17 [3]. Inhibitory SGLT2, takie jak Dapagliflozina, Canagliflozina i Ipragliflozina, są metabolizowane przez glukuronizację, głównie przez enzym UGT1A9. Ponadto, Canagliflozina i

Ipragliflozina są również metabolizowane przez UGT2B4. Drugi inhibitor SGLT2 - Empagliflozina - jest metabolizowany przez UGT1A3, UGT1A8, UGT1A9 i UGT2B7 [4].

Farmakokinetyczne interakcje leków z inhibitorami SGLT2:

Leki hamujące lub indukujące UGT1A9 i inne enzymy UGT mogą odgrywać istotną rolę w interakcji lekowej inhibitorów SGLT2 (**tabela 11.1**).

Tabela 11.1. Interakcje leków z inhibitorami SGLT2

Leki współdziałające	Mechanizm interakcji	Komentarze
Kwas mefenamowy	Kwas mefenamowy jest silnym inhibitorem enzymu UGT1A9. Zaobserwowano niewielkie zwiększenie ekspozycji osocza na Dapagliflozinę poprzez jednoczesne stosowanie kwasu mefenamowego [5].	W przypadku jednoczesnego stosowania tych leków nie jest wymagane dostosowanie dawki [5].
Probenecid	Probenecyd jest znanym inhibitorem enzymów UGT, w tym UGT1A9. Jednoczesne podawanie Probenecydu i Canagliflozniny u zdrowych uczestników spowodowało nieznaczny wzrost ekspozycji osocza na Canagliflozinę [6].	Interakcja ta jest uważana za klinicznie nieistotną [6].

Rifampicyna	Ryfampicyna jest indukatorem wielu enzymów, w tym UGT1A9, a skojarzenie ryfampicyny z dapagliflozyną prowadzi do niewielkiego zmniejszenia ekspozycji osocza na dapagliflozynę [5]. U zdrowych uczestników, którzy przyjmowali Rifampicynę wraz z Canagliflozină, ekspozycja osocza na Canagliflozynę była nieznacznie zmniejszona [6].	Interakcja leku pomiędzy Dapagliflozyną i Rifampicyną nie została uznana za klinicznie istotną i nie ma potrzeby dostosowywania dawek [5]. Może być wymagane monitorowanie poziomu cukru we krwi [6].
Induktory UGT (Fenytoina, Fenobarbital lub Ritonawir)	Metabolizm Canagliflozіny za pośrednictwem UGT jest wzmacniany przez koadministrację induktorów UGT, co prowadzi do zmniejszenia stężenia Canagliflozіny w osoczu [8].	Pacjentom przyjmującym Canagliflozinę wraz z indukatorami enzymu UGT zaleca się zwiększenie dawki Canagliflozіny ze 100 mg do 300 mg, jeśli jest to konieczne [9].

Kwas mefenamowy

Kwas mefenamowy jest niesteroidowym lekiem przeciwzapalnym (NSAID) i został zidentyfikowany jako silny inhibitor enzymu UGT1A9. Zaobserwowano niewielkie zwiększenie ekspozycji osocza na Dapagliflozinę poprzez jednoczesne stosowanie kwasu mefenamowego [5].

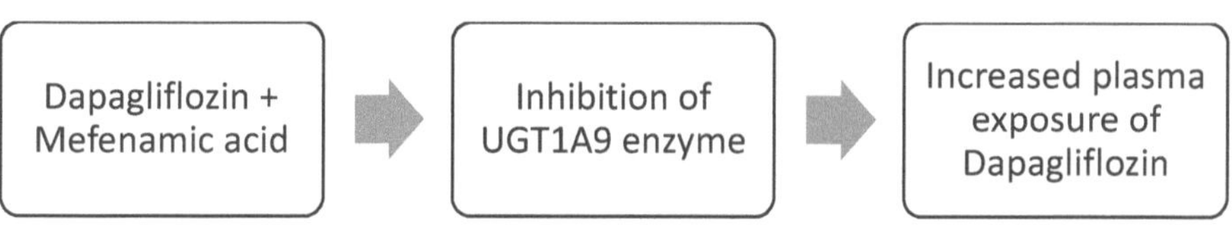

W przypadku jednoczesnego stosowania tych leków nie ma jednak potrzeby dostosowywania dawki [5].

Probenecid

Probenecyd jest środkiem do leczenia dny moczanowej i hiperurykemii i jest znanym inhibitorem enzymów UGT, w tym UGT1A9. Jednoczesne podawanie Probenecydu i Canagliflozyny u zdrowych uczestników spowodowało nieznaczne zwiększenie ekspozycji osocza na Canagliflozinę, co jest uważane za klinicznie nieistotne [6].

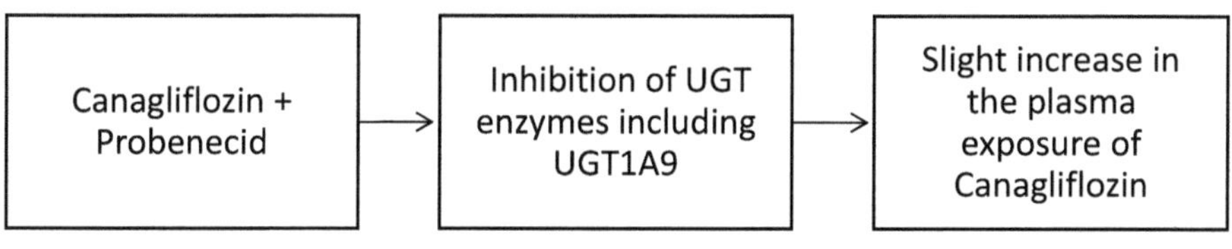

Rifampicyna

Ryfampicyna jest antybiotykiem antybakteryjnym i jest stosowana w leczeniu gruźlicy i trądu [7]. Ryfampicyna jest indukatorem wielu enzymów, w tym UGT1A9, a skojarzenie ryfampicyny z dapagliflozyną prowadzi do niewielkiego zmniejszenia ekspozycji osocza na dapagliflozynę. Jednak interakcja leku pomiędzy dapagliflozyną i ryfampicyną nie została uznana za klinicznie istotną i nie są wymagane żadne korekty dawkowania [5]. Niemniej jednak, ekspozycja osocza na Canagliflozynę była nieznacznie zmniejszona u zdrowych uczestników, którzy przyjmowali Rifampicynę wraz z Canagliflozyną i może być konieczne monitorowanie poziomu cukru we krwi [6].

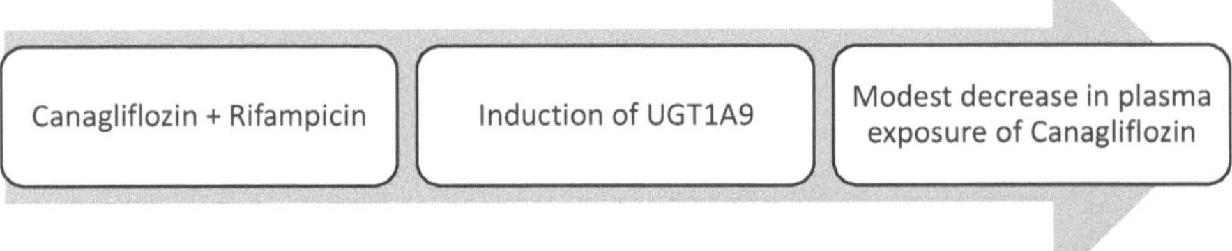

Inne substancje indukujące enzymy UGT

Metabolizm Canagliflozyny za pośrednictwem UGT jest wzmacniany przez współdziałanie czynników indukujących UGT, takich jak fenytoina, fenobarbital czy rytonawir, co prowadzi do zmniejszenia stężenia Canagliflozyny w osoczu [8].

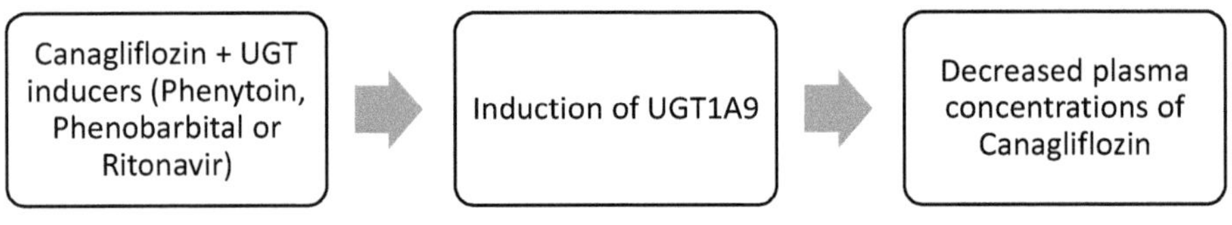

Dlatego też u chorych przyjmujących Canagliflozynę wraz z indukatorami enzymu UGT zaleca się w razie potrzeby zwiększenie dawki Canagliflozíny ze 100 mg do 300 mg [9].

Acetaminofen (Paracetamol)

Acetaminofen jest lekiem przeciwgorączkowym i przeciwbólowym i jest metabolizowany głównie przez enzym UGT1A6 i w mniejszym stopniu przez enzym UGT1A9. Jednoczesne stosowanie Canagliflozinu i Acetaminofenu nie spowodowało żadnych zmian w klirensu Acetaminofenu [10].

Warfaryna

Warfaryna jest doustnym lekiem przeciwzakrzepowym i jest stosowana głównie w leczeniu zakrzepów krwi, takich jak zakrzepica żył głębokich (deep vein thrombosis - DVT) i zatorowość płucna (pulmonary embolism - PE), a także w zapobieganiu udarom mózgu u chorych z migotaniem przedsionków [11]. Na parametry farmakokinetyczne Warfaryny nie miało wpływu jednoczesne stosowanie Dapagliflozíny [12] lub Canagliflozíny [13].

Digoksyna

Digoksyna jest glikozydem sercowym i jej współdziałanie z dapagliflozyną [12] lub kanagliflozyną [13], nie prowadziło do klinicznie istotnej interakcji, u uczestników służby zdrowia.

Simvastatin

Simvastatin jest lekiem przydatnym w leczeniu dyslipidemii, a jego jednoczesne stosowanie z Dapagliflozíną [12] lub Canagliflozíną [14] powodowało u zdrowych uczestników niewielki wzrost narażenia na działanie Simvastatyny i kwasu Simvastatinowego. Interakcje te nie zostały jednak uznane za klinicznie istotne.

Valsartan

Valsartan jest bloker receptora angiotensyny (ARB) i jest stosowany w leczeniu nadciśnienia, niewydolności serca i innych. Koadministracja dapagliflozyną i valsartanem u zdrowych uczestników prowadzi do niewielkiego zwiększenia ekspozycji osoczowej valsartanu, co nie ma znaczenia klinicznego [12].

Środki antykoncepcyjne doustne

Narażenie osocza na działanie doustnych środków antykoncepcyjnych zawierających etynyloestradiol i lewonorgestrel zostało nieznacznie zwiększone przez Canagliflozinę [13], natomiast Empagliflozina [15] nie wpłynęła na farmakokinetykę doustnych środków antykoncepcyjnych.

Diuretyki tiazydowe

Diuretyki tiazydowe pomagają w leczeniu pacjentów z nadciśnieniem i obrzękiem. Koadministracja Canagliflozinu i Hydrochlorotiazydu u zdrowych uczestników nie powodowała istotnych klinicznie zmian w farmakokinetyce obu leków [16].

Inne doustne leki przeciwcukrzycowe

Narażenie osocza na działanie glicerydu i metforminy nie uległo zmianie w wyniku ich jednoczesnego stosowania z kanagliflozyną [14], natomiast parametry farmakokinetyczne pioglitazonu, metforminy, glimepirydów i sitagliptyny nie uległy zmianie w wyniku dodania dapagliflozyny u osób zdrowych [17]. Ponadto nie zaobserwowano istotnych interakcji u uczestników badania przyjmujących Ipragliflozinę i inne doustne leki przeciwcukrzycowe, takie jak Metformina, Sitagliptin, Pioglitazon, Glimepiryd, Miglitol czy Mitiglinid [18] oraz u japońskich chorych na cukrzycę typu 2, którzy przyjmowali jednocześnie Dapagliflozinę i Voglibose [19].

Referencje:

1. Ansary TM, Nakano D, Nishiyama A. Diuretyczne działanie inhibitorów Glukozy Sodowej Cotransporter 2 i ich wpływ na układ renina-angiotensyna. Międzynarodowy magazyn nauk molekularnych. 2019 Jan;20(3):629.
2. Dandona P, Chaudhuri A. Inhibitory współtransportera 2 sód-glukoza dla cukrzycy typu 2: Przegląd dla lekarza podstawowej opieki zdrowotnej. Międzynarodowe czasopismo praktyki klinicznej. 2017 maja;71(5):e12937.
3. Kiang TK, Ensom MH, Chang TK. UDP-glukuronosylotransferazy i kliniczne interakcje lek-lek. Farmakologia i terapeutyka. 2005 Apr 1;106(1):97-132.
4. Kashiwagi A, Maegawa H. Metaboliczne i hemodynamiczne działanie zależnych od sodu inhibitorów glukozy cotransporter 2 na ochronę sercowo-

nerkową w leczeniu pacjentów z cukrzycą typu 2. Dziennik badań nad cukrzycą. 2017 lipca;8(4):416-27.

5. Kasichayanula S, Liu X, Griffen SC, Lacreta FP, Boulton DW. Wpływ ryfampiny i kwasu mefenamowego na farmakokinetykę i farmakodynamikę dapagliflozyny. Cukrzyca, otyłość i metabolizm. 2013 Mar;15(3):280-3.
6. Devineni D, Vaccaro N, Murphy J, Curtin C, Mamidi RN, Weiner S, Wang SS, Ariyawansa J, Stieltjes H, Wajs E, Di Prospero NA. Wpływ ryfampiny, cyklosporyny A i sondenokwasu na profil farmakokinetyczny kanagliflozyny, inhibitora współtransportera 2 glukozy sodowej, u zdrowych uczestników. Międzynarodowe czasopismo z zakresu farmakologii klinicznej i terapeutyki. 2015 luty; 53(2):115.
7. Pakkir Maideen NM, Manavalan G, Balasubramanian K. Interakcje leków przeciwcukrzycowych meglitynowców z udziałem enzymów CYP i transportera OATP1B1. Postępy terapeutyczne w endokrynologii i metabolizmie. 2018 Aug;9(8):259-68.
8. Halimi S, Verges B. Działanie niepożądane i bezpieczeństwo inhibitorów SGLT-2. Cukrzyca i metabolizm. 2014 Dec 1;40(6):S28-34.
9. Triplitt C, Cornell S. Canagliflozin treatment in patients with type 2 diabetes mellitus. Wgląd w medycynę kliniczną: Endokrynologia i cukrzyca. 2015 Jan; 8:CMED-S31526.
10. Pattanawongsa A, Chau N, Rowland A, Miners JO. Inhibicja ludzkich enzymów UDP-glukuronosylotransferazy przez kanagliflozynę i dapagliflozynę: konsekwencje dla interakcji lek-lek. Metabolizm narkotykowy i dyspozycja. 2015 Październik 1;43(10):1468-76.
11. Maideen NM. Palenie tytoniu i jego interakcje lekowe z komediami z udziałem enzymów CYP i UGT oraz nikotyny. World Journal of Pharmacology. 2019 Jan 30;8(2):14-25.
12. Kasichayanula S, Chang M, Liu X, Shyu WC, Griffen SC, LaCreta FP, Boulton DW. Brak farmakokinetycznych interakcji pomiędzy dapagliflozyną i simwastatyną, walsartanem, warfaryną lub digoksyną. Postępy w terapii. 2012 Luty 1;29(2):163-77.
13. Devineni D, Manitpisitkul P, Vaccaro N, Bernard A, Skee D, Mamidi RN, Tian H, Weiner S, Stieltjes H, Sha S, Rothenberg P. Wpływ kanagliflozyny, inhibitora współtransportera 2 glukozy sodowej, na farmakokinetykę doustnych środków antykoncepcyjnych, warfaryny i digoksyny u zdrowych

uczestników. Międzynarodowe czasopismo z zakresu farmakologii klinicznej i terapeutyki. 2015 Jan;53(1):41-53.

14. Devineni D, Manitpisitkul P, Murphy J, Skee D, Wajs E, Mamidi RN, Tian H, Vandebosch A, Wang SS, Verhaeghe T, Stieltjes H. Wpływ kanagliflozyny na farmakokinetykę glicerydu, metforminy i symwastatyny u zdrowych uczestników. Farmakologia kliniczna w rozwoju leków. 2015 Mar 1;4(3):226-36.
15. Macha S, Mattheus M, Pinnetti S, Woerle HJ, Broedl UC. Wpływ empagliflozyny na ustaloną farmakokinetykę etinylestradiolu i lewonorgestrelu u zdrowych ochotniczek. Kliniczne dochodzenie w sprawie narkotyków. 2013 Maj 1;33(5):351-7.
16. Devineni D, Vaccaro N, Polidori D, Rusch S, Wajs E. Wpływ hydrochlorotiazydu na farmakokinetykę, farmakodynamikę i tolerancję kanagliflozyny, inhibitora współtransportera 2 glukozy sodowej, u zdrowych uczestników. Terapia kliniczna. 2014 maj 1;36(5):698-710.
17. Kasichayanula S, Liu X, Shyu WC, Zhang W, Pfister M, Griffen SC, Li T, LaCreta FP, Boulton DW. Brak interakcji farmakokinetycznych pomiędzy dapagliflozyną, nowym inhibitorem transportera sodowo-glukozowego 2, a metforminą, pioglitazonem, glimepirydem lub sitagliptiną u osób zdrowych. Cukrzyca, otyłość i metabolizm. 2011 Jan 1;13(1):47-54.
18. Kadokura T, Zhang W, Krauwinkel W, Leeflang S, Keirns J, Taniuchi Y, Nakajo I, Smulders R. Farmakokinetyka kliniczna i farmakodynamika nowego inhibitora ipragliflozyny SGLT2. Farmakokinetyka kliniczna. 2014 Nov 1;53(11):975-88.
19. Imamura A, Kusunoki M, Ueda S, Hayashi N, Imai Y. Wpływ voglibozy na farmakokinetykę dapagliflozyny u japońskich pacjentów z cukrzycą typu 2. Terapia cukrzycowa. 2013 czerwiec 1;4(1):41-9.

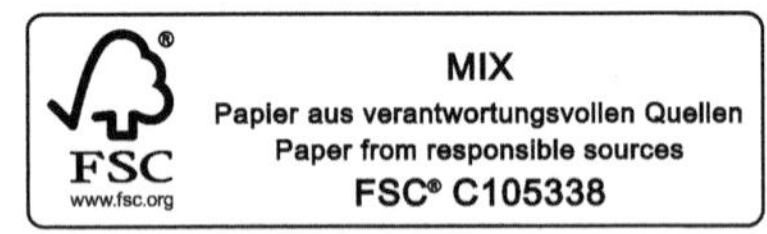

Printed by Books on Demand GmbH, Norderstedt / Germany